介入护理质量指标实践手册

王雪梅 高 岚 叶 俏 主编

东南大学出版社
SOUTHEAST UNIVERSITY PRESS
·南京·

图书在版编目（CIP）数据

介入护理质量指标实践手册 / 王雪梅，高岚，叶俏
主编 . — 南京：东南大学出版社，2023.8（2024.2 重印）
ISBN 978-7-5766-0846-5

Ⅰ.①介…　Ⅱ.①王…　②高…　③叶…　Ⅲ.①介入性
治疗 - 护理学 - 手册　Ⅳ.① R473-62

中国国家版本馆 CIP 数据核字（2023）第 152241 号

责任编辑：张　慧（1036251791@qq.com）　　责任校对：子雪莲
封面设计：企图书装　　　　　　　　　　　　责任印制：周荣虎

介入护理质量指标实践手册

Jieru Huli Zhiliang Zhibiao Shijian Shouce

主　　编：王雪梅　高岚　叶俏
出版发行：东南大学出版社
出 版 人：白云飞
社　　址：南京市四牌楼 2 号　邮编：210096
网　　址：http://www.seupress.com
电子邮件：press@seupress.com
经　　销：全国各地新华书店
印　　刷：南京凯德印刷有限公司
开　　本：787 mm × 1092 mm　1/16
印　　张：8.25
字　　数：204 千字
版　　次：2023 年 8 月第 1 版
印　　次：2024 年 2 月第 2 次印刷
书　　号：ISBN 978-7-5766-0846-5
定　　价：30.00 元

编 委 名 单

主　编

王雪梅　江苏省人民医院
高　岚　东南大学附属中大医院
叶　俏　珠海市人民医院医疗集团

副主编

王晓燕　东南大学附属中大医院
尤国美　浙江省肿瘤医院
张永慧　中国科学技术大学附属第一医院（安徽省立医院）
王小琳　重庆医科大学附属第二医院

编委（按姓氏拼音排序）

陈　瑶　东南大学附属中大医院
黄学芳　南通大学附属医院
韩晓玲　珠海市人民医院医疗集团
黄郑丽　东南大学附属中大医院
陆辰辰　苏州大学附属第一医院
陆　咏　南通市第一人民医院
马蓓蓓　江苏省人民医院
庞利利　苏州市立医院（东区）
孙晓祯　郑州大学第一附属医院
夏　孟　江苏省人民医院
徐　阳　中国医科大学附属第一医院
薛幼华　东南大学附属中大医院
杨若雯　南京市第一医院
郑玉婷　哈尔滨医科大学附属第四医院
周　逸　上海交通大学医学院附属瑞金医院卢湾分院

前言 • Preface

　　介入医学是一门新兴学科，已逐步成为与内科学、外科学并驾齐驱的学科。介入护理学是介入医学的一个重要分支，是介入医学不可或缺的重要组成部分。随着介入医学的发展，介入护理的内涵质量越来越丰富。

　　在当前医疗改革的大时代背景下，医疗质量的提升与否决定着医疗机构的发展前景，而护理质量的优劣直接影响病人的心身健康和健康结局。构建护理质量控制指标能够指导护理管理者和临床护理人员对出现的护理问题采取相应的护理措施，评估护理措施的实施效果，使护理质量得到持续改进。我国对介入专科护理质量指标体系的研究开始较晚，目前尚没有一套科学的护理质量控制指标体系和指导用书。

　　基于此，中国医师协会介入医师分会介入围手术学组编制了《介入护理质量指标实践手册》（2023版）。本书包含护理质量指标的基本概念、护理质量持续改进的方法学、介入护理质量指标及改进案例、介入护理质量指标体系四个部分。介入护理质量指标及改进案例部分首先介绍了2022年由介入围手术学组发起，向全国范围内介入护理和护理管理专家调研，初步产生的 9 个专科护理质量指标，以及围绕这些指标展开的护理持续质量改进活动，选录部分改进案例，希望可以给从业人员直观和直接的实践指导。介入护理质量指标体系基于"三维质量结构"理论，通过两轮专家函询，从结构−过程−结果三个维度，构建了31项介入专科护理质量指标，以期为临床提供参照。

　　由于时间紧促，本书一定存在不足之处，敬请业内同仁予以指正，以便于再版时更新完善，更好地指导临床护士进行介入护理质量的持续改进，从而不断提升介入护理质量。

王雪梅　高岚　叶俏

2023年7月

目 录 ● Contents

第一章
护理质量指标

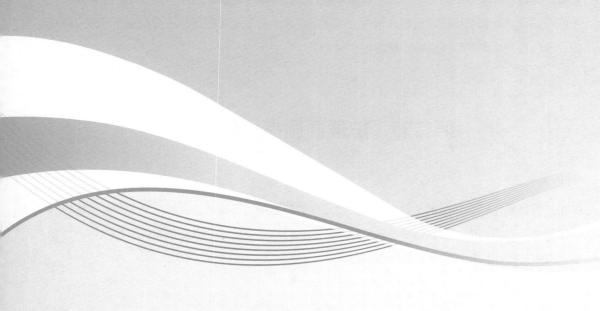

第一节　护理质量指标概念

护理质量指标是一项能够通过数据来评价护理质量、测定护理活动成效的工具，是护理质量改进的重要环节，也是护理质量管理的重要抓手，有助于护理管理者以点带面进行护理质量的重点管理。

美国护士协会（American Nurses Association，ANA）率先提出了护理质量敏感性指标（nursing sensitive quality indicators，NSI）的概念，NSI 是指运用护理数据来评估护理服务的程序和结果，定量评价和监测影响病人结果的涉及护理管理、临床护理实践等各项环节的质量，是客观评价临床护理质量及护理活动成效的科学工具。其主要包括三部分：结构指标、过程指标和结果指标。ANA 将护理质量敏感性指标解读为：由护士提供的，反映护理结构、过程和结果的，可直接测量并有护理特异性和敏感性的指标。护理质量敏感性指标应具备科学性、敏感性、高度特异性，且与护理质量密切相关、实际可收集等特征。

护理质量指标聚焦护理质量的核心要素、定量评价护理操作和保障病人的安全，持续改进护理质量，对医院护理工作发挥着关键的指导性作用，决定着护理行为的调整和护理效果的评价。随着医疗改革的推进和优质护理的开展，护理质量所重视的内容不仅仅是护理结果，还不断在护理成本管理和护理质量提升中寻求平衡发展，客观地揭示现存护理质量水平和波动规律，准确预测未来护理质量的发展趋势。

第二节　护理质量指标的应用

护理质量指标作为反映某些或某项护理工作质量水平的数量概念，其内涵必须包括指标的数据收集、对照阈值、监测方法、分析频率、定期公示、分析讨论以及规律探寻等内容，才能实现其对护理质量管理的意义与价值。

1. 护理质量监测指标的确立

（1）初选指标

在 Donabedian 的医疗质量指标三维理论的指导下初选指标，方法包括：

① 基于文献研究收集已有的护理质量指标，一般有 3 种文献查阅方法：第一是采用国内外的电子文献数据库，包括 MEDLINE、Elsevier、EBSCO 数据库、CNKI、万方和维普等，了解国内外应用成熟的护理质量指标；第二是了解护理质量管理的重点趋势及国家政策导向对护理工作的要求；第三是采用网络检索，可以登录相关国际组织和研究机构的网站进行检索，也可以使用搜索引擎进行检索。

② 召开专家会议，头脑风暴提出指标。

③ 利用二手资料分析探索护理质量的影响因素，提取影响因素的表达指标。

（2）筛选指标

首先确立指标的筛选标准。ANA 指出筛选护理质量指标的基本点是具有高度护理特异性、实践中的可采集性、被广泛认可性和与护理质量密切相关性。根据 André 等对可持续发展目标体系的分类方法，建立护理质量指标筛选的 5 大原则及内涵描述（表 1-2-1），其中指标筛选时更侧重前 3 项原则。可从主客观两方面对指标进行筛选：

① 数理统计学法：根据已有的护理质量指标督查数据实施筛查，如利用变异系数法剔除迟钝和过于敏感的指标；运用聚类分析法将指标进行分类，选出重要指标，以减少评价信息的交叉重复；运用主成分分析法将多个相关指标合成转化为多个相互独立的主成分，并保留大部分信息，筛选出特异性指标。

② Delphi 专家咨询法：遵循代表性和权威性相结合的原则，遴选相关学科专家，进行咨询，对指标进行主观筛选。

（3）实证评价

运用已选出的指标对不同医院或同一医院中的不同护理单元实施护理质量督查，评估指标的信效度、代表性、适应性和局限性（表 1-2-1），为下一步修改指标提供依据。

表 1-2-1　指标筛选的原则

筛选原则	内容描述
重要性	准入指标为公认重要的、有代表性的指标
可操作性	实际评价工作中，该指标易获取，可信程度很好，不需要消耗大量人财物力
敏感性	实际评价中，指标对纵向和横向变化具有较好的区别能力
代表性	能在一定程度上反映其他指标的信息，包含信息量大
特异性	有特点，能从一定角度反映某一方面的信息，不能被其他指标取代

2. 护理质量指标的应用

（1）质量指标内容及收集方法

质量指标内容包括指标的名称、定义、分子、分母和计算公式。定期的数据采集与分析是实现持续护理质量改进的关键步骤之一。为此，护理管理部门应构建一套完善的、与已有的护理质量指标体系相配套的护理质量数据报告制度，内容涵盖护理质量指标名称、计算公式、收集方法、上报周期、责任部门和责任人等。数据来源可以利用信息系统、护理专家定期质控、病案回顾和抽样调查等。

（2）质量指标阈值的确定

阈值是指在质量评价中，为了便于评价某项工作的优劣，所设定的评价依据。传统做法是在参考国内各级医院历史标准的基础上，凭借实践经验制定，缺乏准确的数据来源和严密的科学统计。国内学者提出可以根据指标的常用统计量（如中位数、均数、90% 容许区间和 95% 容许区间等）确定标准值。建议标准值的制定按照客观实际可执行的原则，依据《三级综合医院评审标准实施细则》及《优质护理服务评价细则》，结合相关文献，参照本单位前 3 年的统计数据，制定相应的取值范围。该数值随着时间的推移与各医疗机构的护理质量的变化而相应变动，从而更有利于获得真实而可靠的评价结果。

（3）质量指标的数据分析

目前一般通过上报报表或网络传报的方式进行数据采集，并由专业人员进行科学的数据分析，最后形成质量数据报告。数据分析内容应包括护理质量目标的达标程度、结构／过程质量水平及趋势、结果质量水平及趋势等。结构／过程质量是评判护理工作是否在符合标准的条件下用符合标准的方式完成的。结果质量衡量的不只是质量水平的优劣，更重要的意义在于它可以警示护理管理者根据结果探索原因，解析真正影响结果质量的要因，为下一步整改提供方向。结构和过程指标究竟如何影响质量的最终水平，包括影响的权重和影响的方式都具有很大的不确定性，需要后续研究。此外，护理管理者需要根据不同数据在不同时间段内的波动规律，判断护理质量管理预期风险，从而采取前瞻性的预控措施，把指标波动控制在合理范围内，但要注意消除系统原因引起的异常波动。

第二章

护理质量持续改进

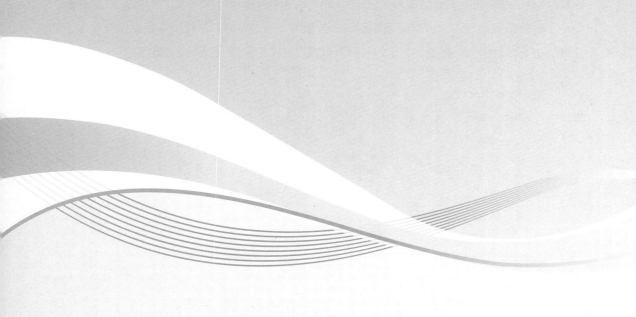

第一节　护理质量持续改进概念

2007 年美国 Hastings 中心将护理质量改进定义为临床护理和护理管理者进行改革的机遇和责任，是护理专业职能的重要组成部分。随着学者们对护理质量改进研究的逐步深入，近年来护理学专家们更关注的是护理质量持续改进（continuous quality improvement, CQI）这一研究领域。CQI 最初来源于 20 世纪 50 年代日本的工业质量改进中，强调在提高产品质量的同时，也应重视过程的持续改进，是一种以追求更好的效果和更高的效率为目标的持续活动，以不断地寻求改进的机会。尽管有很多文献在护理质量改进中会经常用到 CQI 这一术语，但是目前尚没有明确的、统一的界定。狭义的 CQI 是指 1999 年由美国医疗机构评审联合委员会（The Joint Commission on Accreditation of Health Care Organization, JCAHO）定义的"实现一个新水准运作的程序，而且质量是超前水平的"；广义的 CQI 概念本质是指为满足或超过消费者的期望值所提供的一个与高品质商品或服务相关的质量改进过程。

20 世纪 70 年代，JCAHO 提出了医疗的质量控制（quality control, QC）概念，到了 80 年代有了新的飞跃，即全面质量管理（total quality management, TQM）和 CQI 被广泛用于医疗质量管理中，该理论强调团队参与意识，通过收集并分析资料来阐明整个系统的功能，进而提供适当、有效、充足的照顾，以满足病人的需求，强调监督照顾的全过程。

第二节　护理常用质量管理工具

护理质量管理是医院管理工作中的重点内容。现阶段护理质量管理逐渐向科学化、系统化方向发展，以先进的管理理念和工具进行护理质量管理势在必行。2016 年我国《医疗质量管理办法》明确定义医疗质量管理工具是指为实现医疗质量管理目标和持续改进所采用的措施、方法和手段，如质量环（PDCA 循环）、品管圈（QCC）、六个标准差（6σ）等。

1. 质量环（PDCA 循环）

PDCA 循环是美国质量管理专家沃特·阿曼德·休哈特（Walter A. Shewhart）首先提出的，由戴明采纳、宣传，获得普及，所以又称戴明环。PDCA 分别是英文单词 Plan（计划）、Do（实施）、Check（检查）和 Action（校正）的第一个字母。它是一种质量管理体系，从质量计划的制订到活动的组织实现，是执行全面质量管理必须遵循的科学程序，这个过程就是按照 PDCA 循环、按照既定计划和组织实施步骤周而复始地运作（图 2-2-1）。

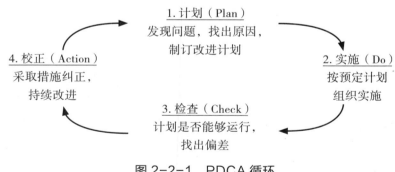

图 2-2-1　PDCA 循环

PDCA 每一个字母都代表着一个流程，其流程的意义如下所示：

（1）Plan：建立一个与期望结果一致的目标或是流程，或者是建立一项改进目标与流程完整性与正确性的计划。

（2）Do：施行新的流程或对策。

（3）Check：检查新的程序和达到的成效与预期目标的差距。

（4）Action：分析达成目标与预定目标不同的原因。每一个原因都可能是 PDCA 中的一个步骤或多个步骤，并找出在哪一个环节可进行修正，可以缩小达成目标与期望目标之间的差距。并针对其变更的部分去修正计划，直到所有的成效都得到改善为止。为了使持续改善变成一种日常习惯，可例行应用 PDCA 循环于组织内所有领域，消除有碍改善的障碍。

2. 品管圈（quality control circle, QCC）

品管圈就是由在相同、相近或有互补性质工作场所的人们自动自发组成数人一圈的活动团队，通过全体合作，集思广益，按照一定的活动程序，活用科学统计工具及品管手法，来解决工作现场、管理、文化等方面所发生的问题及课题。

上述定义可从以下几个方面来解释：

（1）**活动小组**：由同一工作现场或工作性质相关联的人员组成，上至公司高层、中层管理干部、技术人员、基层管理人员，下至普通员工，一般 5~12 人。人数太少，方案对策不全面；人数太多，意见难以统一，效率低，效果反而不明显。

（2）**自发小组活动**：由各级员工自发组成，通常公司高层领导不宜强制员工实施 QCC 活动，只提供实施 QCC 的活动条件和奖励机制。

（3）**活动主题**：每次 QCC 活动都会有一个主题，围绕产品生产、技术攻关、工艺改良、质量改进、工作流程改造等方面提出，主题范围广泛多样。

（4）**活动目的**：每次活动都是为了改进组织或部门工作的某个方面，目的是提高效率、效果和效益，降低成本或减少差错等。

（5）**活动方法**：多应用一种或几种相结合的现代组织管理科学统计技术和工具解决问题。

3. 六个标准差（6σ）

σ 是一个希腊字母，在统计学里用来描述正态数据的离散程度。目前，在质量管理领域用来表示质量控制水平。所谓六个标准差就是指在客户的规格上下限之内应涵盖 ±6σ 的变异。标准差是统计学上的概念，以产品合格率为例，1σ 表示 68% 的产品合格，3σ 表示 99.7% 的产品合格，6σ 表示 99.999 997% 的产品合格。也就是说，产品质量达到 6σ 时，即代表每百万次操作中，只发生 3~4 次失误，即意味着流程中仅会有 3/1 000 000~4/1 000 000 的不良率。

第三节　护理质量持续改进实施步骤

根据日本科学技术联盟统计，目前全球共有约 80 个国家或者地区已推行 CQI 活动。近几年来，CQI 活动在中国广泛开展，并取得了较好的改善效果，获得了医护人员的好评。本节以问题解决型品管圈（QCC）为例，详细阐述 CQI 活动的实施步骤。

品管圈实施步骤分为计划、实施、检查、校正 4 个阶段 10 个步骤（图 2-3-1）。

1. 计划阶段（P）

分为主题选定、拟定活动计划、现状把控、目标设定、问题解析，以及对策拟定 6 项内容。

① 主题选定：根据目前护理问题实际需求，通过文献检索选择主题，选好主题后具体定义与说明"衡量指标"，然后详细介绍选择该主题的理由，并列出衡量指标的计算方法。

② 拟定活动计划：首先要拟定活动期限、内容、实施过程等，确定实施日程、计划及监控进度等。

③ 现状把握：根据小组讨论结果对工作现状进行归纳总结并绘制流程图，根据"三现原则（到现场、针对现状、做现实观察）"制定检查表方式收集客观资料，对收集到的资料加以整理。

④ 目标设定：首先须设定改善目标，内容表达式为（完成期限＋目标项目＋目标值），通常设定目标期限为 3 个月，根据问题的大小考虑目标达成的可能性，通常应用图表进行表达。

⑤ 问题解析：通过分析找出产生问题的原因，鼓励全体成员发表自己的观点，设想护理过程中可能产生问题的所有原因，制作"特性要因图（鱼骨图）"，一一列出所有问题，确定大要因，然后根据选取相应的大要因进一步细化决定中小要因。

⑥ 对策拟定：采用头脑风暴法进行问题分析和讨论，按照"可行性、经济性、圈能力"等指标进行相应评分，选定永久有效的对策。

2. 实施阶段（D）

实施前应召集全体人员进行培训和说明，实施过程中，密切关注监测效果。若效果不佳，重新调整计划后再实施，每名成员对 QCC 活动的理解程度及是否能正确实施将决定该项活动的成败。

3. 检查阶段（C）

全部对策实施完毕后，对一个阶段所得到的数据及相应成果进行确认，采用柱状图、柏拉图等图表表示有形成果，采用文字、雷达图等形式表示无形成果。

4. 校正阶段（A）

若实施对策取得效果后，应持续维持并固化，按照改善后操作方法执行，制定管理制度，并发布标准的操作流程，活动结束后对实施步骤进行分析讨论，找出实施过程中存在的优缺点。

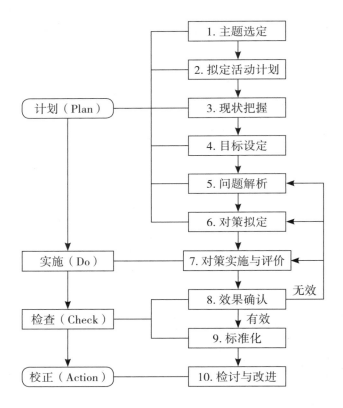

图 2-3-1　QCC 活动步骤

第三章

介入护理质量指标及改进案例

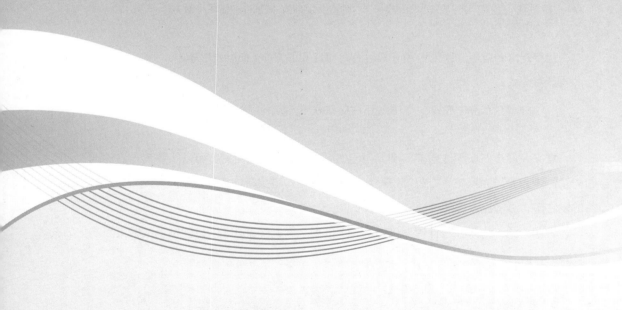

第一节　介入护理质量指标

1. 指标名称：介入围手术期水化护理执行率（%）

指标定义：统计周期内介入手术病人经动静脉注射对比剂期间水化治疗护理措施的执行率。

计算公式：

$$\frac{\text{介入围手术期}}{\text{水化护理执行率}} = \frac{\text{同期经动静脉注射对比剂行水化护理规范执行例次}}{\text{统计周期内行介入手术病人注射对比剂需水化治疗总人次数}} \times 100\%$$

意义：随着介入治疗技术发展，介入治疗的适应证越来越广泛，对比剂后急性肾损伤成为医源性肾损伤第三大原因。目前临床上预防对比剂后急性肾损伤最简单、有效且经济实用的方法即为水化疗法。该指标的收集有助于及时发现水化治疗护理方面的关键环节缺陷，指导介入围手术期水化护理的规范性和专业性。

说明：水化治疗的方式主要有：口服水化、静脉水化、口服联合静脉水化。

2. 指标名称：皮下注射低分子肝素局部出血/血肿发生率（%）

指标定义：皮下注射低分子肝素后注射部位皮下出血/血肿发生率。

计算公式：

$$\frac{\text{皮下注射低分子肝素}}{\text{局部出血/血肿发生}} = \frac{\text{同期皮下注射低分子肝素发生局部出血/血肿例数}}{\text{统计周期内皮下注射低分子肝素总例次数}} \times 100\%$$

意义：通过对皮下注射抗凝剂局部出血/血肿发生率的监测，可以了解其发生的现状、趋势及影响因素，为预防、控制等管理活动提供依据，减少院内皮下注射抗凝剂局部出血/血肿的发生率，减轻病人痛苦，提高其生活质量。

说明：同一病人在统计周期内发生皮下注射抗凝剂局部出血/血肿例次数以实际发生频次计算。

3. 指标名称：^{125}I 粒子植入病人手术部位防辐射落实率（%）

指标定义：统计周期内 ^{125}I 粒子植入病人手术部位辐射防护的落实率。

计算公式：

$$\begin{matrix} ^{125}\text{I 粒子植入病人手术} \\ \text{部位防辐射落实率} \end{matrix} = \frac{\text{同期} ^{125}\text{I 粒子植入病人辐射防护人数}}{\text{统计周期内植入} ^{125}\text{I 粒子总人次数}} \times 100\%$$

意义： 放射性 ^{125}I 粒子是一种低能核素，电离辐射可防可控。正确的防护措施能有效地减少或避免辐射损伤的发生。监测该项指标可以了解防辐射未落实的原因、现状，进而更加有针对性地改善、保障医护人员、家属以及社会人群的安全，缓解病人的焦虑情绪。

说明： 放射防护遵循原则：屏蔽防护、时间防护、距离防护。

4. 指标名称：股动脉穿刺术后出血性并发症发生率（%）

指标定义： 股动脉穿刺后穿刺部位出血性并发症发生率。

计算公式：

$$\begin{matrix} \text{股动脉穿刺术后} \\ \text{出血性并发症发生率} \end{matrix} = \frac{\text{同期经股动脉穿刺发生穿刺部位出血性并发症例次数}}{\text{统计周期内内股动脉穿刺总例次数}} \times 100\%$$

意义： 通过对股动脉穿刺术后出血性并发症发生率的监测可以了解其发生的原因及影响因素，为预防、控制等管理活动提供依据，通过指标同比和环比，进行目标性改善，减少出血性并发症的发生。

说明： 经股动脉穿刺术后出血性并发症包括出血、皮下血肿以及假性动脉瘤。同一病人在统计周期内发生股动脉穿刺术后出血性并发症例次数以实际发生频次计算。

5. 指标名称：介入手术安全核查落实率（%）

指标定义： 统计周期内，介入病人行手术安全核查的落实率。

计算公式：

$$\begin{matrix} \text{介入手术安全} \\ \text{核查落实率} \end{matrix} = \frac{\text{同期介入手术安全核查落实病人例数}}{\text{统计周期内介入手术病人总例次数}} \times 100\%$$

意义：《中国医院协会患者安全管理目标（2022）》提出的第三个安全目标即强化围手术期安全管理，通过对该指标的监测，可使管理者了解手术安全核查落实情况，并进行目标性改善，从而提高介入手术安全核查的正确率，避免不良事件的发生，保证病人的安全，提高医疗护理质量。

说明： 介入手术安全核查落实由具有执业资质的手术医师、麻醉医师（或技师）、手术室护士三方，分别在麻醉实施前、手术开始前、病人离开手术室前共同对病人身份和手术部位等进行核查，执行《手术安全核查表》。如 1 例核查中出现任何一项或者多项核查问题，视为此例手术安全核查未落实。

6. 指标名称：动脉置管化疗护理不规范率（%）

指标定义： 统计周期内，住院病人经动脉置管泵入化疗药物护理不规范的比率。

计算公式：

$$动脉置管化疗护理不规范率 = \frac{同期住院病人经动脉置管泵入化疗药物护理不规范例次数}{统计周期内经动脉置管化疗总人次数} \times 100\%$$

意义： 动脉置管化疗，是通过动脉向局部集中供药、提高肿瘤的局部药物浓度，并且降低外周药物的浓度，从而减少药物毒性，提高化疗药物的抗肿瘤效果。收集该指标有助于发现临床护理不规范的行为，为制定质量改进目标提供科学依据，从而提升护理服务的规范性、专业性。

说明： 统计经动脉置管化疗病人在住院用药期间发生的护理不规范例次，同一病人多次出现护理不规范行为按实际发生例次计算。

7. 指标名称：PTBD 导管非计划性拔管率（‰）

指标定义： 统计周期内，住院病人发生 PTBD 导管非计划性拔管例数与该类导管留置总日数的千分比。

计算公式：

$$PTBD 导管非计划性拔管率 = \frac{同期住院病人发生 PTBD 导管非计划性拔管例次数}{统计周期内该类导管留置总日数} \times 1\,000‰$$

意义： 有助于及时发现 PTBD 导管非计划性拔管的现状、趋势及危险因素，为预防、控制和制定质量改进目标提供科学依据，减少意外拔管的发生，减轻病人的痛苦。

说明： 统计周期内留置 PTBD 导管的住院病人发生该类导管非计划性拔管的例数。同一住院病人在统计周期内发生的导管非计划拔管例数按实际发生频次计算。包含病人自行拔除导管、各种原因导致的导管滑脱、因导管相关感染需提前拔除的导管等。

8. 指标名称：脑卒中病人卒中相关肺炎发生率（‰）

指标定义： 统计周期内，住院卒中病人发生卒中相关肺炎例次数与同期内脑卒中病人住院床日数的千分比。

计算公式：

$$\text{脑卒中病人卒中相关肺炎发生率} = \frac{\text{同期脑卒中病人发生卒中相关肺炎例次数}}{\text{统计周期内脑卒中病人实际占用床的总日数}} \times 1000‰$$

意义：脑卒中具有较高的致死率和致残率。研究表明，脑卒中病人一旦并发卒中相关性肺炎，病死率可高达 40%~60%。肺炎的发生导致住院时间延长、病死率增加，严重影响脑卒中病人的康复和转归。对脑卒中病人进行有效护理干预以降低肺炎的发病率是临床研究的重点问题。

说明：卒中相关性肺炎指原无肺部感染的脑卒中病人罹患感染性肺实质（含肺泡壁即广义上的肺间质）炎症。

9. 指标名称：急性缺血性脑卒中病人发病 3 个月内下肢深静脉血栓发生率（%）

指标定义：统计周期内，急性缺血性脑卒中病人发病 3 个月内下肢深静脉血栓（deep vein thrombosis, DVT）例数与同期缺血性脑卒中病人总数的百分比。

计算公式：

$$\text{急性缺血性脑卒中病人发病 3 个月内下肢 DVT 发生率} = \frac{\text{同期缺血性脑卒中发病 3 个月内发生下肢 DVT 病人数}}{\text{统计周期内缺血性脑卒中病人总人数}} \times 100\%$$

意义：《2022 年国家医疗质量安全改进目标》目标五：提高静脉血栓栓塞症规范预防率。流行病学研究发现，急性脑卒中病人中有 30% 可能发生 DVT，发病 3 个月内 DVT 发病率达 2%~11%。及早采取有效预防措施可降低下肢深静脉血栓发生率，以及医护一体化联合延伸护理服务可有效降低卒中病人 DVT 发生率。

说明：采用症状、体征、实验室检查和辅助检查等手段判断下肢深静脉血栓形成。数据来自云随访数据平台。随访时采取视频形式，随访护士和照护者共同判断。

第二节 介入护理质量改进案例

一 降低急性缺血性脑卒中病人发病3个月内下肢DVT发生率

1. 主题选定

（1）本期持续质量改进主题

降低急性缺血性脑卒中病人发病3个月内下肢DVT发生率。

（2）衡量指标

$$\text{急性缺血性脑卒中病人发病} \atop \text{3个月内下肢DVT发生率} = \frac{\text{同期缺血性脑卒中发病3个月内发生下肢DVT病人数}}{\text{统计周期内缺血性脑卒中病人总人数}} \times 100\%$$

（3）主题定义

本案例旨在降低急性缺血性脑卒中病人DVT的发生率，并探讨介入专科护理质量指标持续改进方案对降低DVT发生率的可行性。最终针对性地为预防急性缺血性脑卒中病人DVT的形成提出合适的措施及分级干预策略，为常见急性缺血性脑卒中科室开展防治流程提供借鉴。

（4）背景

2019年发布的全球疾病负担报告（global burden of disease study, GBD, 2019）调查结果显示，中国在脑卒中疾病中其终生发病风险位居全球第一位，发病率高达39.9%。当前脑卒中病人死亡的主要原因之一是静脉血栓栓塞症（venous thromboembolism, VTE）。静脉血栓栓塞症属于静脉回流障碍性疾病，分别包括DVT形成和肺血栓栓塞症（pulmonary thromboembolism, PTE）两种，属于同一种疾病的两个不同阶段，是脑卒中病人常见的并发症之一。身体由于各种原因发生血管内壁损伤或在下肢深静脉中出现凝血因子被激活后血小板聚集现象，呈现出病理性的凝结状态，血管发生异常变化导致血管内狭窄或闭塞，从而发生DVT。当形成的血栓脱落，随着血流进入肺动脉，如堵塞肺动脉主干或其相应分支则可发生肺栓塞，导致VTE。VTE是全球人口死亡的主要原因之一，致死率已超过肿瘤和感染性疾病，已成为影响全球性的重大健康问题之一。脑卒中病人常因脑动脉循环障碍出现运动障碍后下肢血流减慢或血管闭塞，促使下肢DVT的形成。而DVT发生后临床表现常不典型，调查表明DVT漏诊率高，约70%的病人未出现任何临床特征。据相关文献报道，脑卒中病人DVT发生率达30%~40%，尤其是长期卧床的病人，DVT发生率更是高达60%~75%。我国流行病学统计DVT发生率高达20%，且逐年上升。另外我国学者做了一项全国性研究，VTE的住院费用是全国住院病人平均住院费用的2.8倍，不仅加重了脑卒中病人的经济负担，同时还增加了医疗资源的支出。而早期识别 DVT 发病的高危因素，及早采取干预措施，可降低 50%~60% 的发病风险。

（5）选题理由

① 《2022 年国家医疗质量改进目标》目标五：提高静脉血栓栓塞症规范预防率。

② 流行病学研究发现，急性脑卒中病人具有较高的 DVT 发生率（30%）。恢复期（3 个月内）发病率可达 2%~11%。

③ 降低下肢 DVT 发生率是可以通过护理干预而实现的。及早采取有效预防措施可降低下肢 DVT 发生率，医护一体化联合延伸护理服务可有效降低卒中病人 DVT 发生率。

2. 活动计划

负责人：A（护士长）、B（卒中专科护士）、C（随访护士）、D（VTE 专项组成员）和 E（PDCA 小组核心成员）。以甘特图形式制定活动计划（图 3-2-1-1）。

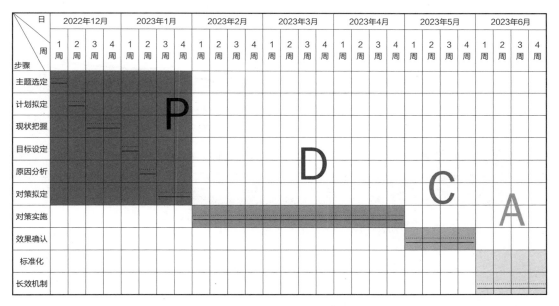

图 3-2-1-1　改进活动计划

3. 现状把握

（1）现状介绍

目前临床虽然加强了对 DVT 预防的关注，但在实际护理工作与管理中仍然存在缺陷。

（2）现存问题分析

① 护士评估不准确。

② 病人或（和）家属依从性低。

③ 护理措施未落实到位。

④ 护士健康教育内容不全面。

⑤ 医护沟通缺乏。

（3）数据收集结果分析

云随访系统中提取 2021 年 6 月—2021 年 12 月共 141 名急性缺血性脑卒中病人数据，急性缺血性脑卒中 3 个月内 DVT 发生率为 7.1%。

（4）改善前柏拉图（图 3-2-1-2）

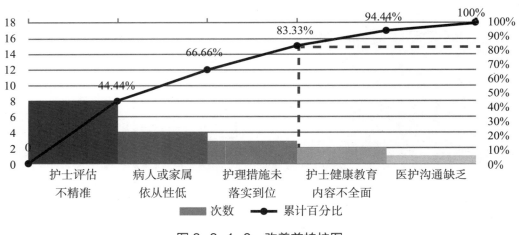

图 3-2-1-2　改善前柏拉图

4. 目标设定

（1）目标值设定

改善前急性缺血性脑卒中 3 个月内 DVT 发生率为 7.1%；根据计算规则，改善后急性缺血性脑卒中 3 个月内 DVT 发生率降为 3.5%。

（2）设定理由

① 临床护士已经有较强意识使用 Caprini 量表（简称 C 表）评估 DVT 风险，但评估尚存在较强的个人主观理解，导致评估不精准。基于指南解析，组织护理人员全员培训，可提高评估的精准性。

② 护理措施流于形式，病人和家属没有真正了解 DVT 的危害，思想上未予重视。加强护理措施的落实，加强对病人及家属的相关知识宣教。

③ 临床护士工作繁忙，对病人进行健康教育时间有限，执行有效健康教育效率低。制定多种形式的健康教育工具，帮助临床护士及病人和家属更加便捷、科学、有效地参与到健康教育工作中。

5. 问题解析

（1）原因分析

采用鱼骨图对缺血性脑卒中病人发生 DVT 的原因进行分析（图 3-2-1-3）。

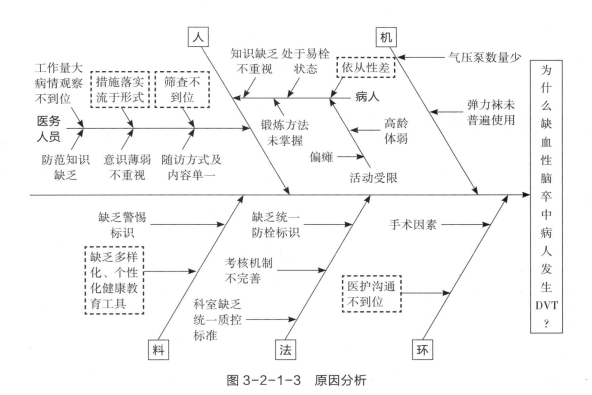

图 3-2-1-3　原因分析

（2）真因验证（表3-2-1-1）

表3-2-1-1　真因验证

相关因素	次数（次）	百分比（%）	累计百分比（%）
护士评估不准确	8	44.44	44.44
病人或家属依从性低	4	22.22	66.66
护理措施未落实到位	3	16.67	83.33
护士健康教育内容不全面	2	11.11	94.44
医护沟通缺乏	1	5.56	100
合计	18		

6. 对策拟定

根据真因拟定对策方案（表3-2-1-2）。

表3-2-1-2　基于真因的对策方案

问题	真因	对策方案
护士评估不准确	1. 缺乏自主学习意识 2. 科室组织培训后缺乏考核机制	1. 建立培训考核机制。 2. 针对不同层级组织培训
预防措施落实不到位	1. 预防措施流于形式 2. 缺乏多样性健康教育工具 3. 缺乏考核体系及质控指标 4. 随访内容单一，宣传力度有限	1. 根据指南证据，科室制定个性化、多样化健康教育工具。 2. 成立考核小组，将质控指标与护士每月绩效挂钩。 3. 床头、腕带、病历张贴醒目标识，警示责任护士及管床医生采取相应措施。 4. 健全随访组织框架，充分利用随访资源
科室缺乏组织管理体系	医护防栓意识不强，思想不重视	制定统一管理流程，高危病人纳入晨会交班

7. 对策实施与评价

针对真因的对策分别见表 3-2-1-3、表 3-2-1-4、表 3-2-1-5。

表 3-2-1-3　对策一

对策一	对策名称	落实护理流程制度，加强 DVT 专业知识培训
	真因	缺乏自主学习意识；缺乏考核机制及护理流程制度
对策内容： 1. 加强制度执行监管，明确责任。 2. 纳入科室护理质量目标管理。 3. 对护士进行深静脉血栓相关知识培训及考核	对策实施： 1. 组织小组会议，明确职责，将血栓预防措施落实率纳入科室护理质量目标管理。 2. 多次对 C 表的评估使用进行授课，分析讨论科室 C 表使用过程中存在的问题。 3. 按照护士能级分层培训深静脉血栓相关知识。 负责人：A、D 实施地点：介入放射二病区示教室	
对策处置： 1. 改善后效果良好，C 表评估子项目形成标准化。 2. 形成高危病人措施落实的动态电子护理记录	对策效果确认： 1. 护士长随机抽查，总责任护士每日检查。 2. 责任护士每日自查	

表 3-2-1-4　对策二

对策二	对策名称	有效的预防措施落实
	真因	缺乏多样性健康教育工具；缺乏考核体系及质控指标；随访内容单一，宣传力度有限
对策内容： 1.Caprini 高危及以上人群床头牌、腕带及病历张贴醒目标识，既警示病人注重预防又有利于医护人员把控风险。 2. 告知病人预防深静脉血栓的重要性。 3. 告知病人深静脉血栓形成后的危害，提高其重视程度。 4. 根据病人情况选择合适的预防措施。 5. 完善随访制度，增加随访形式	对策实施： 1. 加强对病人及主要照顾者健康宣教，帮助其了解深静脉血栓的危害及预防的重要性。 2. 为了满足不同病人的健康需求，制定多种形式的健康教育辅助工具，提高电子系统健康教育发送率及阅读率。 3. 责任护士每天评估督促指导病人基础预防，进行物理预防，联系医生是否药物干预。 4. 健全随访组织框架，更改随访周期。 负责人：B、C、E 实施地点：介入放射二病区	
对策处置： 1. 改善后效果良好。 2. 深静脉血栓相关宣教内容及基础预防活动视频，可通过平台推送，便于病人及主要照顾者反复观看	对策效果确认： 1. 护士长 / 总责任护士每日晨与责任护士共同查看病人及主要照顾者对深静脉血栓知识的了解情况。 2. 责任护士每日监督检查病人基础预防的实施情况	

表 3-2-1-5　对策三

对策三	对策名称	高危病人纳入交接班
	真因	医护防栓意识不强，思想不重视
对策内容： 1. 将高危病人纳入交接班内容。 2. 明确交接内容	对策实施： 1. 将高危病人纳入交班，认真落实各项预防措施。 2. 建立责任护士上报机制，责任护士将高危病人一对一告知管床医生，管床医生开立物理预防医嘱或遵医嘱用药。 3. 对高危病人预防措施规范执行率进行检查。 负责人：B、E	
对策处置： 1. 改善后效果良好，C 表评估子项目形成标准化。 2. 形成高危病人措施落实的动态电子护理记录	对策效果确认： 1. 护士自查，护士长随机抽查。 2. 总责任护士按照深静脉血栓防护流程及质量标准督查护理措施落实情况	

8. 效果确认

改进后 3 个月内 DVT 发生率从 7.10% 降至 3.50%。用柏拉图展示改善效果（图 3-2-1-4）。

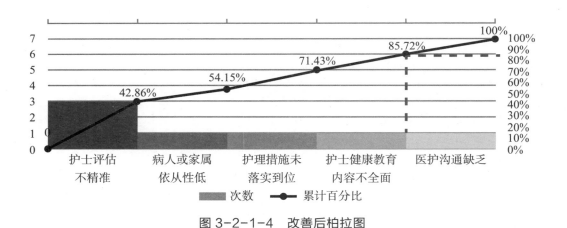

图 3-2-1-4　改善后柏拉图

9. 标准化

形成急性缺血性脑卒中病人院内院外 DVT 预防流程（图 3-2-1-5）。建立深静脉血栓预防措施落实情况评价表（表 3-2-1-6），为临床护理行为给予指引。

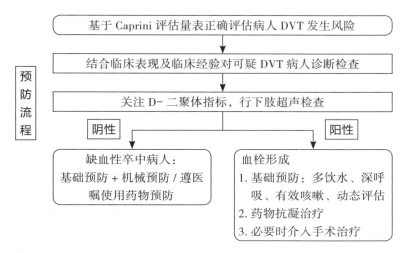

图 3-2-1-5　预防流程

表 3-2-1-6　DVT 预防措施落实情况评价表

日期	床号	姓名	C 表评分	是否发送宣教内容	预防措施			标识	责任护士
					基础预防	物理预防	药物预防		

10. 检讨与改进

（1）形成长效推行机制

① 制定 DVT 高危病人落实预防及护理流程。

② 准确、动态评估病人高危因素。

③ 加强健康教育。

④ 腕带、病历、床头放置标识。

⑤ 使用《DVT 预防措施落实情况评价表》，认真落实各项预防措施，并纳入交接班。

⑥ 完善随访制度。

（2）持续改进

① 卒中病人出院后延伸护理持续进行。

② 加大督查力度，提高护士评估精准率。

二　提高下肢缺血性疾病患肢护理评估的规范率

1. 主题选定

（1）本期持续质量改进主题

从上级重视程度、重要性、迫切性、圈能力等几个方面衡量当前面临的质量问题，选定当前的质量改进主题，见表 3-2-2-1。

表 3-2-2-1　质量改进主题选定

主题评定	上级重视程度	重要性	迫切性	圈能力	总分	顺序	选定
降低溶栓导管置入病人肢体体位摆放的不合格率	38	48	42	38	166	2	
提高床头交接班合格率	40	48	48	38	174	4	
提高 PTCD 管固定的规范率	42	48	32	40	162	3	
提高下肢缺血性疾病患肢护理评估的规范率	58	58	56	42	218	1	√
评价说明	分数 / 人	上级重视程度	重要性	迫切性	圈能力		
	1	次相关	次重要	次迫切	0~50%		
	3	相关	重要	迫切	51%~75%		
	5	极相关	极重要	极迫切	76%~100%		

（2）衡量指标

$$下肢缺血性疾病患肢护理评估规范率 = \frac{同期下肢缺血性疾病患肢评估规范人次数}{统计周期内下肢缺血性疾病患肢需评估总人次数} \times 100\%$$

（3）主题定义

下肢缺血性疾病患肢护理评估：即评估患肢缺血临床表现，包括疼痛、皮肤苍白、动脉搏动消失、皮温降低、感觉异常、运动障碍六个方面，每班护理人员对下肢缺血性疾病患肢进行护理评估，如评估不全面、不准确、时机不对等情况均视为评估不规范。

（4）背景

下肢缺血性疾病是临床常见疾病，急性下肢缺血性疾病最常见的原因有急性肢体动脉栓塞和血栓形成两种。临床表现为患肢疼痛、苍白、无脉、皮温降低、运动障碍和感觉异常，即"6P"征，是急性肢体缺血的典型特征性表现。慢性下肢缺血性疾病是指多因素作用下的动脉狭窄，甚至闭塞，导致患肢局部缺血缺氧、循环障碍的一类疾病，主要包括糖尿病足、动脉硬化闭塞症等，最常见症状为间歇性跛行，严重者会出现缺血性静息痛、缺血性溃疡、坏疽坏死，甚至截肢。腔内介入治疗已成为安全有效治疗下肢缺血性疾病的手段，恢复血供才能挽救患肢，因此闭塞段血管重建或再通是治疗的核心环节。常用介入治疗方法有动脉置管溶栓术、动脉切开取栓术、血管成形术、支架置入术等，术后可出现动脉再次栓塞、骨筋膜综合征等并发症，导致急性下肢缺血。急性下肢缺血治疗的黄金时间是在发病后6~8 h内。在下肢缺血性疾病病人围手术期对于患肢皮肤的温度、感觉、颜色、动脉搏动情况要密切观察监测，若出现皮温降低、感觉麻木、颜色苍白、脉搏由强变弱或消失，应立即报告医生。急性、危重的肢体缺血需要紧急干预，如栓子取出或导管溶栓等介入治疗。因此对于下肢缺血性疾病病人，围手术期肢体规范的护理评估尤其重要。

下肢缺血性疾病是临床常见疾病，主要包括急性下肢动脉栓塞、糖尿病足、动脉硬化闭塞症和血栓闭塞性脉管炎等，严重肢体缺血导致肢体致残率较高，甚至危及生命。

（5）选题理由

对病人而言，护士准确评估患肢缺血情况，汇报医生，及时治疗，可以减少患肢失用甚至截肢的发生，减轻病人的痛苦。对医院而言，规范评估，指导治疗，有助于减少不必要的医疗纠纷，提高病人满意度。而对于科室而言，规范评估可提高护理质量，改善护患关系，增强护士责任心，增强医护合作。

2. 活动计划

用甘特图形式展示质量改进活动计划（表3-2-2-2）。

表3-2-2-2　活动计划表

主题	日期	2022年3月					2022年4月				2022年5月					2022年6月				2022年7月				2022年8月					2022年9月				2022年10月				
	周数	1周	2周	3周	4周	5周	1周	2周	3周	4周	1周	2周	3周	4周	5周	1周	2周	3周	4周	1周	2周	3周	4周	1周	2周	3周	4周	5周	1周	2周	3周	4周	1周	2周	3周	4周	5周
P	主题选定																																			
	计划拟定																																			
	现况把握 (30%)																																			
	目标设定																																			
	解析																																			
	对策拟定 (40%)																																			
D	实施与检讨 (20%)																																			
C	效果确认 (10%)																																			
	标准化																																			
A	检讨与改进																																			

3. 现状把握

（1）现况介绍

使用"5W2H"方法进行现状把握。

查验人（Who）：护士长或责任组长；查验时间（When）：2021年3月15日至2021年4月6日，每班评估，每天8:00早交班和17:00晚交班时评价；查验内容（What）：下肢缺血性疾病患肢护理评估是否完整和规范；查验地点（Where）：介入科病房；查验原因（Why）：了解下肢缺血性疾病患肢护理评估落实不规范的原因；查验方法（How）：通过制定现状调查表，包括床号、姓名、住院号、诊断、检查日期、时间、肢体"6P"评估情况（颜色、温度、足背动脉搏动、感觉、运动、疼痛6个观察项目），每班记录一次。通过现场调查并统计记录的方法查验；查验样本量（How many）：数据收集期间，调查下肢动脉缺血性病人10例，检查122人次。

（2）查检表 – 数据收集结果分析

① 数据查检表（表 3-2-2-3）

表 3-2-2-3　肢体循环观察记录表

			肢体循环观察表（现状调查阶段） 床号：　　　　　姓名：　　　　　住院号：　　　　　诊断：												
日期	班次	时间	左下肢（　　　）						右下肢（　　　）						签名	备注
			颜色	温度	足背动脉搏动	感觉	运动	肢体疼痛	颜色	温度	足背动脉搏动	感觉	运动	肢体疼痛		
	白班															
	评价															
	小夜															
	大夜															
	评价															
填表说明：评价者红字记录　评估正确√　未评估 ——　评估欠准确 *																

② 数据汇总

期间共调查下肢缺血性疾病需评估 122 人次，其中评估规范的有 86 人次，下肢缺血性疾病评估规范率 =86/122×100%=70.49%（表 3-2-2-4）。

表 3-2-2-4　数据查检结果汇总

评估不规范原因	数量（人次）	百分比（%）	累计百分比（%）
护士"6P"评估不全面	19	52.78	52.78
评估欠准确	10	27.78	80.56
评估时机不对	4	11.11	91.67
其他	3	8.33	100.00
不规范评估人次合计	36		

③ 改善前柏拉图（图3-2-2-1）。

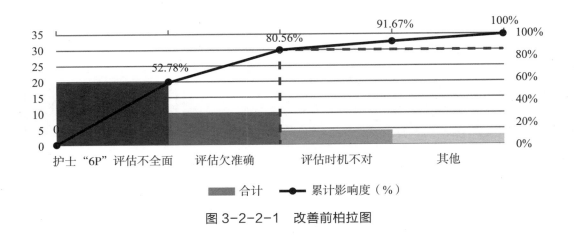

图 3-2-2-1　改善前柏拉图

根据"二八法则"，下肢缺血性疾病病人患肢护理评估的改善重点包括护士"6P"评估不全面和评估欠准确。

4. 目标设定

（1）目标值设定

目标值 = 现况值 +（1- 现况值）× 圈能力 × 改善重点 =70.49%+（1-70.49%）×70%×80.56%=87.13%。见图3-2-2-2。

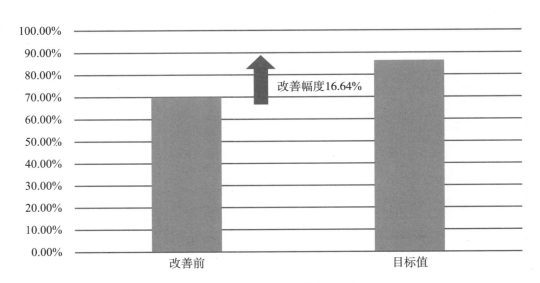

图 3-2-2-2　改善前柏拉图

（2）目标值设定理由

① 现况值：依照现状把握收集资料所得现况值为70.49%。

② 改善重点：依照现状把握的柏拉图分析结论为80.56%。

③ 圈能力：70%。

5. 问题解析

（1）原因分析

用鱼骨图进行原因分析（图3-2-2-3）。

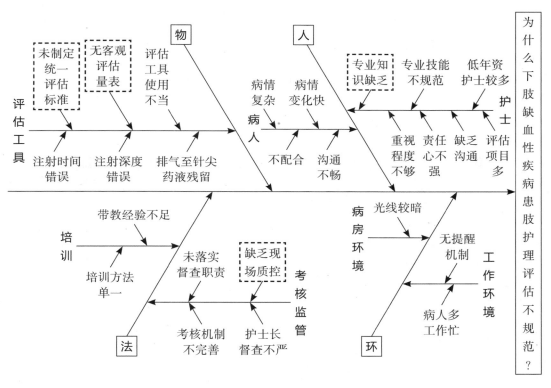

图3-2-2-3　原因分析

（2）真因验证

共查检4个要因30项次问题，根据"二八法则"筛选出要因。介入科病房下肢缺血性疾病患肢护理评估不规范的要因：未制定统一评估标准；护士对疾病专科知识缺乏；无客观评估量表；缺乏现场质控（图3-2-2-4）。

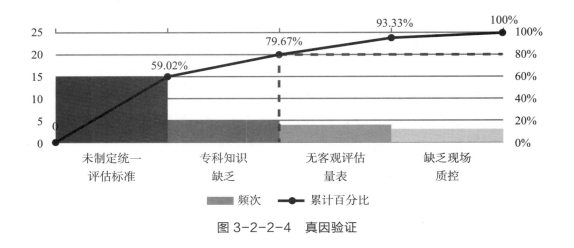

图 3-2-2-4　真因验证

6. 对策拟定（表 3-2-2-5）

表 3-2-2-5　对策拟定

Why	How	评价			总分	判定实施	Who	对策
真因	对策方案	可行性	经济性	效益性			提案人	编号
未制定统一评估标准	制定规范评估表	40	42	46	128	√	护士 A	对策 1
	制定评分标准，随机检查	28	30	40	98	×	护士 B	
	持续质量改善小组及时分析总结	24	38	30	92	×	护士 C	
专科知识缺乏	查阅文献，定期组织学习	38	42	44	124	√	护士 D	对策 2
	加强培训	38	40	42	120	√	护士 E	对策 3
	制作 PTCD 管护理盒	24	42	26	92	×	护士 F	

7. 对策实施与评价

（1）实施阶段

针对两个真因的对策一、二分别见表 3-2-2-6、表 3-2-2-7。

表 3-2-2-6　对策一

对策一	对策名称	制定规范评估表
	真因	未制定统一评估标准
对策内容 改善前：未制定统一标准流程。 实施对策： 1. 制定规范评估表。 2. 细化评估量表	对策实施： 负责人：护士长、护士 A 实施时间：5 月 16 日—6 月 30 日 实施地点：介入科	
对策效果处置： 1. 经效果确认该对策为有效对策继续实施。 2. 科室所有护士严格按照评估表进行评估	对策效果确认： 该对策实施后，按照评估量表护士能够全面进行评估	

表 3-2-2-7　对策二

对策一	对策名称	专科知识缺乏
	真因	加强培训
对策内容 改善前：专科知识缺乏。 实施对策： 1. 加强培训。 2. 定期评价。	对策实施： 负责人：护士 B 实施时间：7 月 1 日—8 月 21 日 实施地点：介入科	
对策效果处置： 1. 经过效果确认，该对策为有效对策继续实施。 2. 加强科室培训，护士长或责任组长评价。	对策效果确认： 该对策实施后，护士均能掌握专科知识。	

① 针对患肢温度评估偏差较大，使用额温枪测量患肢温度，可客观反映患肢温度的变化。

② 运用疼痛、肌力评估等量表更加准确地描述患肢缺血的程度。

③ 针对外观评估较主观，缺乏直观对比的情况，拍照收集每个病人不同时期肢体缺血图谱，及时了解患肢循环的动态变化。

④ 病人出现病情变化，及时评估；特殊情况在其他栏内描述。

（2）加强专科培训

① 查阅相关文献，定期组织全科护士学习下肢缺血性疾病专科知识。

② 护士长 / 责任组长及时评价，晨会针对评估表中评估未到位重点人员及重点因素加强培训。

③ 编制口诀：将肢体循环需要观察的六个方面编制成口诀"一看二摸三量四问五动六感觉"，朗朗上口，方便护士记忆，以提高评估的完整性。

④ 利用收集的患肢缺血图谱进行培训，增加低年资护士的感官认识，从而提高其评估的准确性。

⑤ 针对典型病例进行床边查房，提高护士的评估能力。

8. 效果确认

改善后患肢缺血评估的规范率提高至91.76%，比改善前提高了21.27%。质量改善小组成员共同讨论分析这一循环中的成功经验和存在问题，以此作为开展下一个循环的动力、标准和依据。如此周而复始，不断修正偏差，巩固成绩，持续改进与提高下肢缺血性疾病患肢护理评估的规范率（图3-2-2-5）。

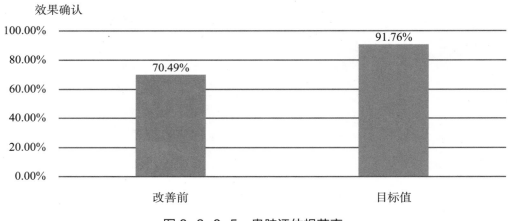

图 3-2-2-5　患肢评估规范率

9. 标准化

形成下肢缺血性疾病患肢评估操作流程（图3-2-2-6），指引临床护理行为。

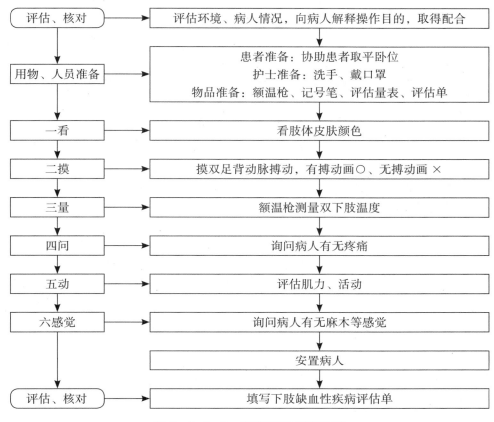

图 3-2-2-6　患肢评估操作流程

10. 检讨与改进

　　此次 PDCA 活动有效提高了下肢缺血性疾病患肢评估的规范率，提高了护士专科护理水平，提升了专科临床护理质量。通过规范的评估，护士及时发现肢体缺血的动态变化，使病人能得到及时救治，大大降低了截肢等严重并发症的发生。通过这次质量改善项目，提升了护理人员的科研意识，开拓创新，成功获得了一项"一种下肢血液供应情况监控装置"国家发明专利。

　　本次质量改善活动还存在不足之处，今后要不断提高全体护士善于在临床工作发现问题的能力，通过查阅文献、医护联合、多学科合作的方式，以点带面，把专科观察要点融入护理工作中，更好地扩大专科护理内容，确保护理质量与安全。

三　提高 ^{125}I 粒子植入病人手术部位辐射防护合格率

1. 选定主题

（1）本期持续质量改进主题
提高 ^{125}I 粒子植入病人手术部位辐射防护合格率。

（2）衡量指标

$$\text{^{125}I 粒子植入病人手术部位防辐射落实率} = \frac{\text{同期 ^{125}I 粒子植入病人行辐射防护人数}}{\text{统计周期内植入 ^{125}I 粒子总人数}} \times 100\%$$

（3）主题定义
统计周期内 ^{125}I 粒子植入病人手术部位辐射防护合格人数与同期该类手术病人总数的比例。

（4）背景

① 放射性 ^{125}I 粒子组织间近距离治疗肿瘤已有 100 余年的历史，具有精确度高、创伤小和疗效肯定等优势，2009 年国家卫生主管部门将放射性 ^{125}I 粒子植入治疗技术纳入第三类医疗技术，并制定了放射性 ^{125}I 粒子准入和应用管理规范及放射性 ^{125}I 粒子病房辐射防护管理标准专家共识。2017 年，国家卫生和计划生育委员会进一步将放射性 ^{125}I 粒子置入治疗改为限制类医疗技术。

经过十余年的发展，放射性 ^{125}I 粒子植入在肿瘤多学科综合治疗中的地位和作用日益凸显。随着该技术的广泛应用，放射性 ^{125}I 粒子的放射防护越来越受到人们的重视。目前，国家尚未颁布放射性 ^{125}I 粒子病房辐射防护管理的标准。

为了规范放射性 ^{125}I 粒子病房辐射的科学防护和标准化管理，由中国抗癌协会肿瘤微创治疗专业委员会粒子治疗分会主任委员王福君教授发起，参考《GBZ178-2014：低能 γ 射线粒子源植入治疗放射防护要求与质量控制检测规范》，组织临床、放射防护和护理等多个学科、各个领域的专家起草制定《放射性 ^{125}I 粒子病房辐射防护管理标准专家共识》，以便为临床实践提供参考.

② 放射性 ^{125}I 粒子辐射效应具有以下特点：生物半衰期长，半衰期为 59.6 d；在衰变过程中释放平均能量为 35.5keV 的 γ 射线，同时伴随释放能量为 27.4keV 和 31.4keV 的 X 射线，射线的平均穿透直径为 1.7cm，辐射能量随距离延长而显著减弱。综上，放射性 ^{125}I 粒子植入是一种低能核素电离辐射，可防可控。因此，正确的放射防护措施能有效减少或避免辐射损伤的发生。

③ 治疗场所配置防护：治疗场所应安装辐射探测仪，以便探测日常活动区是否存在放射性 ^{125}I 粒子电离辐射，常规配制长柄器械和储源瓶（或铅容器），以便收集脱落的放射性 ^{125}I 粒子；放射性 ^{125}I 粒子植入病人床旁 1.5 m 处或单人病房应划为临时控制区。控制区外需有明显电离辐射警示标志，除医护人员外，其他无关人员不得入内，控制区内的墙体、门窗及厕所无需特殊防护。带离控制区的物品需经辐射探测仪检测，避免放射性 ^{125}I 粒子外泄。

④ 放射性 ^{125}I 粒子植入病人的自身防护：放射性 ^{125}I 粒子植入前，应告知病人手术风险及术后放射防护基本知识，以消除病人恐惧心理放射性 ^{125}I 粒子植入治疗后，应嘱病人在临时控制区内活动，并在植入部位穿戴隔离半价层为 0.25 mm 的铅防护服，以避免对密切接触人群产生辐射损伤；如发现放射性 ^{125}I 粒子脱落时，应尽快告知医护人员收集脱落的放射性 ^{125}I 粒子，严禁自行处理。

⑤ 医护人员的自身防护：在进入放射性 ^{125}I 粒子植入病人临时控制区时，医护人员需穿戴隔离半价层为 0.25 mm 铅当量的铅防护服，带离控制区的医疗物品需使用放射防护监测仪探测。

当发生放射性 ^{125}I 粒子外泄事故时，应使用长柄器械将外泄的粒子收集到储源瓶或铅容器中，禁止直接用手操作，并联系相关单位回收。

（5）选题理由

随着植入放射性碘粒子病人日渐增多，集中管理困难，加之病人不主动穿铅防护服，射线看不见摸不着，容易给护士、医生、家属等健康人群造成看不见的损伤，常引起恐慌。粒子术后防辐射合格率不达标，所以提高病人防辐射合格率，显得尤为重要。对病人而言，可以减轻心理负担，提高健康预防知识，保护家人，促进病人术后进行正常社交。对医院而言，提高病人对医院的满意度，提升医院声誉，促进医院发展。对护士而言，促进护士不断学习，保护自身的身体健康，提升护士形象，提高护理满意度。

2. 活动计划

人员：护士长（总负责人）、护士 A（责任护士）和护士 B、C、D、E、F（成员）。采用甘特图拟定活动计划（图 3-2-3-1）。

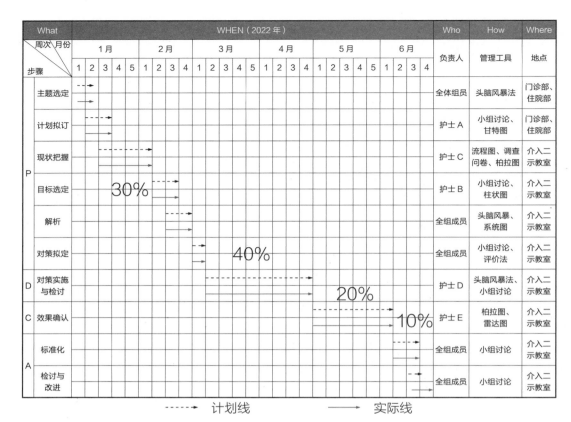

图 3-2-3-1　品管圈活动计划甘特图

3. 现状把握

（1）现状介绍

^{125}I 粒子射线看不见摸不着，易对护士、医生、家属等健康人群造成损伤，且病人辐射防护意识薄弱，不主动穿戴防护服，病房集中管理困难。

（2）现存问题分析

防辐射不合格的主要原因有：

① 病人心理排斥，不愿意穿戴铅防护服。

② 铅防护服重，穿戴闷热。

③ 铅防护服穿戴不规范。

（3）数据结果收集结果分析

根据 2022 年 2 月 1 日—2022 年 3 月 1 日的自制查检表调查显示，调查住院期间携带 ^{125}I 粒子病人 159 人，不合格人数 89 人，合格率 44%。

（4）改善前柏拉图

采用柏拉图确定问题的要因（图3-2-3-2）。

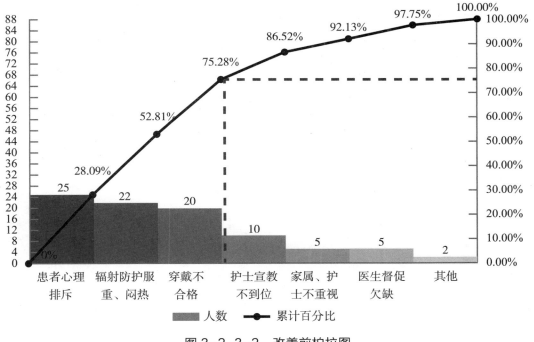

图 3-2-3-2　改善前柏拉图

4. 目标设定

（1）目标值设定

改善前，辐射防护合格率为44%；改善后，辐射防护合格率为95%。

（2）设定理由

① 根据单元优质护理目标，放射性 ^{125}I 粒子防护率 ≥ 95%。

② 临床护士对防辐射已经有了较强的认知和意识，着重提高病人的防辐射意识。

③ 护理措施较笼统，不够细化，病人和家属没有真正了解辐射的危害，思想上未予重视。

5. 问题解析

（1）原因分析

采用鱼骨图分析问题原因（图3-2-3-3）。

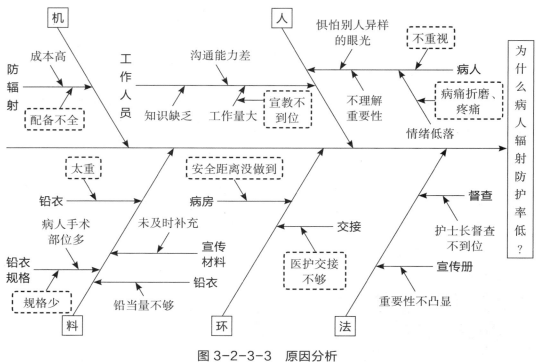

图 3-2-3-3　原因分析

（2）真因验证（表 3-2-3-1）

表 3-2-3-1　真因验证

检查内容（What）	查找辐射防护合格率低的真因
检查对象（Who）	住院期间携带 ^{125}I 粒子的病人
检查责任人（Who）	护士 D、护士 F
检查时间（When）	2022 年 3 月 1 日—2022 年 3 月 7 日
检查地点（Where）	介入二科病房
检查方式（How）	现场检查辐射防护情况＋询问查检对象辐射防护不合格因素
检查例次（How many）	50 例次

（3）原因分析

根据真因验证辐射防护不合格的主要原因有：

① 病人年龄大、术后身体虚弱、疼痛、铅防护服重，穿戴铅防护服不舒适。

② 术后未予防辐射仪器检测是否合格、铅防护服穿戴不到位，未完全覆盖辐射区域。

③ 术前宣教不到位，未讲解辐射防护重要性。

（4）数据结果收集结果分析

根据 2022 年 03 月 01 日—2022 年 03 月 07 日，自制查检表调查显示，调查住院期间携带 ^{125}I 粒子病人 50 人，辐射防护不合格人数 39 人，辐射防护合格率 22%。

（5）真因验证柏拉图（图 3-2-3-4）

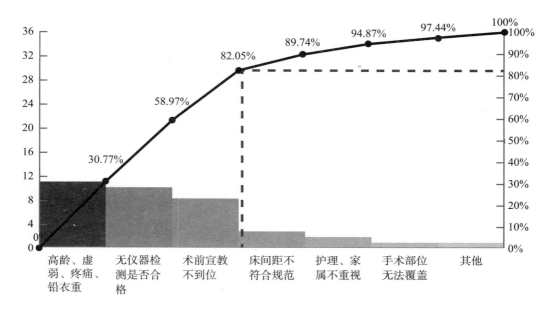

图 3-2-3-4　真因验证柏拉图

6. 对策拟定（表 3-2-3-2）

表 3-2-3-2　对策拟定

What	Why	How	Who	When	Where
主题	真因	拟定对策	负责人	实施时间	地点
提高病人防辐射合格率	病人年龄大、术后身体虚弱、疼痛、铅防护服重，穿戴不舒适	1. 加强病人营养宣教，加强营养增强病人的体质。 2. 病人疼痛及时处理，增加病人舒适度。 3. 每日带领术后病人下床活动，增强体力。	护士 A	2022 年 3 月 11 日开始	病房
		4. 术后根据 ^{125}I 粒子植入数量，选择合适厚度的铅防护服。 5. 及时巡视，调整病房温湿度，增加病人舒适度	护士 C	2022 年 3 月 11 日开始	病房

What	Why	How	Who	When	Where
提高病人防辐射合格率	术后未予防辐射仪器检测是否合格，铅防护服穿戴不到位，覆盖不了辐射	1. 每周一、四对携带^{125}I粒子病人进行防辐射检测，督促病人合理穿戴铅防护服。 2. 尽量人手配备一台防辐射检测仪。 3. 术后协助病人规范穿戴铅防护服	护士B	2022年3月11日开始	病房
	术前宣教不到位，未讲解辐射防护的重要性	1. 每月月末质控进行护士专业知识培训，提高健康教育水平，取得病人理解。	护士长	2022年3月11日开始	示教室
		2. 每月月初进行一次开展针对^{125}I粒子病人的小讲堂，加强病人与病人、病人与家属之间的沟通	护士D	2022年3月11日开始	示教室

7. 对策实施与评价

对策实施见表3-2-3-3、表3-2-3-4、表3-2-3-5。

表3-2-3-3　对策一

对策一	对策名称	规规范铅防护服种类
	真因	年龄大、术后身体虚弱、疼痛、铅防护服重，穿戴不舒适

| 改善前：
1. 病人年龄大、体弱、疼痛，难以承受铅防护服重量。
2. 铅防护服不透气，穿着闷热、穿戴不舒适。
对策内容：
1. 根据病人不同手术部位选择合适的铅防护服，制作铅防护服图谱大全。
2. 反馈穿戴铅防护服过程中所存在的问题，及时调整。
3. 增加病人的营养，增强病人体质。
4. 及时调整病室内温度，增加病人的舒适度 | 对策实施：
1. 根据病人植入^{125}I粒子数量挑选合适的铅防护服，避免铅防护服过重穿戴不便以及铅防护服过薄无法有效阻挡辐射。
2. 根据病人不同手术部位选择合适的铅防护服，制作铅防护服图谱大全。
3. 反馈穿戴铅防护服过程中所存在的问题，及时调整。
4. 加强营养宣教，增加病人的营养，增强病人体质，根据营养指标调整病人饮食结构，必要时联系医生使用肠外营养。
5. 及时调整病室内温度适度，增加病人的舒适度，及时予病人更换病员服。
分责人：A、C
实施时间：3月11日—3月20日
实施地点：介入二病房 |

对策一	对策名称	规规范铅防护服种类
	真因	年龄大、术后身体虚弱、疼痛、铅防护服重，穿戴不舒适

对策处置： 1. 完善现有铅防护服种类，满足大部分病人的需求，制作了铅防护服图谱大全。 2. 将改善后的铅防护服给予病人穿戴，反复反馈，直至病人满意。 3. 及时调节室内温度，提供足够的病员服	对策效果确认： 1. 满足大部分病人的铅防护服需求。 2. 提高病人自主穿戴铅防护服。 3. 增加了病人的舒适度

表 3-2-3-4　对策二

对策二	对策名称	对携带 ^{125}I 粒子病人定期进行防辐射检测
	真因	术后未予防辐射仪器检测是否合格，铅防护服穿戴不到位，完全覆盖辐射区域。

改善前： 卧床病人铅防护服随意摆放，医务人员未使用机器进行检测。 对策内容： 1. 每周一、四对植入 ^{125}I 粒子病人进行防辐射检测，督促病人合理穿戴铅防护服。 2. 配备辐射检测仪，检测是否存在辐射。 3. 术后协助病人规范穿戴铅防护服。 4. 增加病人的营养，增强病人体质。 5. 及时调整病室内温度，增加病人的舒适度	对策实施： 1. 每周一、四对携带 ^{125}I 粒子病人进行防辐射检测，督促病人合理穿戴铅防护服。 2. 配备辐射检测仪，检测是否存在辐射。 3. 术后协助病人规范穿戴铅防护服。 4. 制定术后穿戴铅防护服流程。 分责人：B 实施时间：3 月 11 日—5 月 20 日 实施地点：介入二病房
对策处置： 1. 配备辐射检测仪器。 2. 工作人员配备防辐射服	对策效果确认： 1. 工作人员能有效识别辐射的存在，提醒病人穿戴铅防护服。 2. 病人能够规范穿戴铅防护服。 3. 护士按照流程协助病人穿戴铅防护服

表 3-2-3-5　对策三

对策三	对策名称	对开展多样化 ^{125}I 粒子防护宣教
	真因	术前宣教不到位，未讲解防辐射重要性

| 改善前：
1. 病人心理排斥，害怕周围人异样的眼光。
2. 认为对于治疗没有任何作用，不愿意穿戴。
3. 穿戴铅防护服不舒适，闷热。
4. 铅防护服重，病人体弱，承受不了铅防护服重量。

对策内容：
1. 制定健康宣教单，利用健康宣教栏介绍专科疾病知识。
2. 每月最后一周周五定期对 ^{125}I 粒子植入病人集中进行小讲课。
3. 加强责任组长及护士长对病人进行反馈。
4. 加强护士理论知识的培训 | 对策实施：
1. 制定健康宣教单，利用健康宣教栏介绍专科疾病知识。
2. 每月最后一周周五定期对 ^{125}I 粒子植入病人进行小讲课。
3. 加强责任组长及护士长对病人进行反馈。
4. 加强护士理论知识的培训

分责人：护士长、护士 D
实施时间：3 月 11 日—4 月 11 日
实施地点：介入二病房 |
| 对策处置：
1. 加强宣教后反馈，对自主穿戴铅防护服的病人奖励小礼品。
2. 护士长定期反馈，可作为绩效考核内容 | 对策效果确认：
1. 病人对铅防护服的排斥有所降低。
2. 护士加大宣教力度，病人能掌握 ^{125}I 粒子防护的相关知识 |

8. 效果确认（图 3-2-3-5）

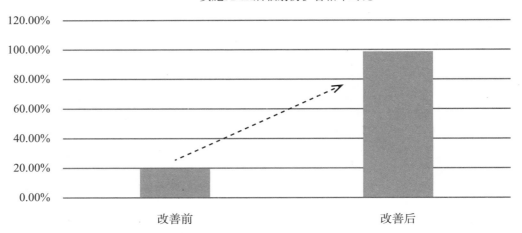

实施PDCA后辐射防护合格率对比

图 3-2-3-5　改善效果

9. 标准化

（1）制作流程（图 3-2-3-6）

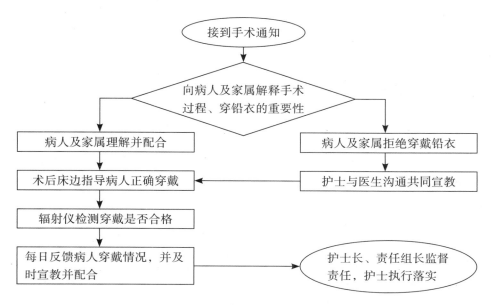

图 3-2-3-6　铅防护服穿戴流程图

（2）成果展出

制作防辐射服图片大全、宣教彩图等，交给病人和家属，并在病区醒目处张贴，提升宣教效果。

10. 检讨与改进

（1）长效推行机制

① ^{125}I 粒子植入术后病人严格按照流程执行操作。

② 完善 ^{125}I 粒子病房建设，从空间距离做到合理防护。

③ 完善铅防护服与手术部位及 ^{125}I 粒子数量的匹配。

④ 完善随访制度。

（2）持续改进

① 如何提高出院病人防辐射合格率（下一期主题）。

② 加大督查力度，提高护士评估精准率。

四 降低皮下注射抗凝剂局部出血／血肿发生率

1. 选定主题

（1）本期持续质量改进主题

经对上级政策、可行性、急迫性和团队能力等方面进行综合评估，选定本期持续质量改进主题为降低皮下注射抗凝剂局部出血／血肿发生率。主题定义为：根据计划、实施、检查、处理四个阶段，深度探讨介入专科护理质量持续改进方案对降低皮下注射抗凝剂局部出血／血肿发生率的可行性。

（2）衡量指标

$$\frac{皮下注射低分子肝素}{局部出血／血肿发生率} = \frac{同期皮下注射低分子肝素发生局部出血／血肿例数}{统计周期内皮下注射低分子肝素总例次数} \times 100\%$$

（3）背景

静脉血栓栓塞症（VTE）是第三类最常见的心血管疾病，位列缺血性心脏病和卒中之后，VTE包括下肢深静脉血栓（DVT）和肺栓塞（PE），近50%的近端DVT进展为PE，79%的PE病人合并下肢DVT，PE病人院内死亡率高，每10例院内死亡中，就有1例是PE导致的。抗凝剂皮下注射是目前预防VTE发生的主要手段之一。临床护理实践中，抗凝剂皮下注射易导致注射部位皮下出血，同时伴有局部疼痛，降低了病人用药依从性，影响病人对护理工作的满意度和信任感。国内外抗凝剂相关研究报道显示皮下注射后不良反应发生大多与技术操作有关，但在操作流程和注射技术等细节上至今仍存在很多争议。

（4）选题理由

抗凝剂皮下注射是目前预防VTE（静脉血栓栓塞症）发生的主要手段之一。不同专科的护士对抗凝剂皮下注射有着不同的理解和操作方法，在注射部位、穿刺角度、注射前是否需要排气和抽回血、推注药液速度、拔针后是否需要按压注射点及按压时长等很多操作细节上存在争议；需要建立合理的操作方法和护理规范，以提高抗凝剂皮下注射的疗效，降低皮下出血／血肿。

2. 活动计划

团队拟定了明确的工作计划，计划8个月时间完成，内容包括现况把握、设定目标、确定要因、对策拟定、对策实施和检讨、效果确认及标准化等，并对整个质量改进过程进行检讨。明确人员分工，结合不同能级特点和工作性质，严格实施计划。以甘特图形式制定活动计划表（表3-2-4-1）。

表 3-2-4-1　活动计划表

步骤	2021.02 1	2	3	4	2021.03 1	2	3	4	2021.04 1	2	3	4	2021.05 1	2	3	4	2021.06 1	2	3	4	2021.07 1	2	3	4	2021.08 1	2	3	4	2021.09 1	2	3	4	负责人
主题选定	░	░	░																														护士A
计划拟定					░	░																											护士B
现状把握								░																									护士C
目标设定												░																					护士D
解析														░																			护士E
对策拟定																░																	护士F
实施与检讨																			░	░	░	░	░	░									护士G
效果确认																											░						护士H
标准化																												░					护士I
检讨与改进																													░	░	░		护士J

3. 现况把握

（1）时间

2021年2月1日到9月30日。

（2）病人

介入血管科住院治疗中使用抗凝剂皮下注射的病人176例。

（3）现况介绍

$$\text{皮下注射抗凝剂局部出血/血肿发生率} = \frac{\text{皮下注射抗凝剂出血/血肿的病人}}{\text{皮下注射抗凝剂的病人}} \times 100\% = \frac{68}{176} \times 100\% = 38.63\%$$

（4）查检表-数据收集结果分析

$$\text{皮下注射抗凝剂局部出血/血肿发生率} = \frac{\text{皮下注射抗凝剂出血/血肿的病人}}{\text{皮下注射抗凝剂的病人}} \times 100\% = \frac{68}{176} \times 100\% = 38.63\%$$

表 3-2-4-2　查检结果

排序	主要因素	频次（次）	累计百分比（%）
1	未轮换注射部位	130	29.14
2	进针角度不正确	124	56.95
3	注射手法不正确	107	80.94
4	注射体位不正确	50	92.15
5	注射后局部热敷	35	100

（5）改善前柏拉图（图3-2-4-1）。

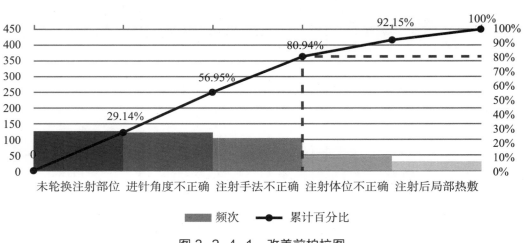

图 3-2-4-1　改善前柏拉图

4. 目标设定

（1）圈员能力测定（表3-2-4-3）。

表 3-2-4-3　圈员能力

圈员姓名	护士能级（40%）		工作年限（30%）		学历（30%）		改善能力（%）
	护士能级	能力值	工作年限	能力值	学历	能力值	
护士A	N4	80	30	80	本科	80	80
护士B	N3	80	27	100	本科	60	80
护士C	N2	60	9	60	本科	80	66
护士D	N2	40	7	40	本科	60	46
护士E	N1	40	3	40	本科	60	46
护士F	N1	40	10	40	大专	60	46
护士G	N1	40	5	40	大专	60	46
护士H	N1	40	4	40	本科	60	46
平均值		52.5		55		65	57

（2）目标值设定

目标值 = 现况值 -（现况值 × 改善重点 × 圈能力）

= 38.63% -（38.63% × 80.94% × 57%）

= 20.81%

（3）设定理由

现况值：依照现状把握收集资料所得现况值为 38.63%。改善重点：依照现状把握的柏拉图分析结论为 80.84%，圈能力：57%。

5. 解析

（1）原因分析用鱼骨图进行原因分析（图 3-2-4-2）。

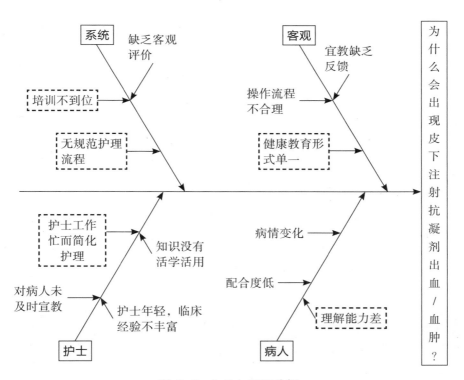

图 3-2-4-2　原因分析

（2）真因验证

统计研究期间的检查数据表明：未更换注射部位、进针角度不正确、注射后局部热敷、体位不正确、手法不正确是导致皮下出血 / 血肿的主要原因，根据"二八法则"，本期活动改善重点内容：未轮换注射部位、进针角度不正确和注射手法不正确。

6. 对策拟定

根据真因拟定对策方案（表3-2-4-4）。

表 3-2-4-4　对策方案

条目序号	条目内容
1	培训及督查不到位
2	缺乏更细化的专科规范操作流程
3	病人对宣教内容理解能力较差
4	对病人健康教育形式单一，不利于病人掌握
5	宣教内容不全面
6	病人配合度较低
7	未按操作流程正确操作
8	缺乏专科操作的理论考核
9	缺乏临床考核护士护理是否到位的相关内容评估表

7　对策实施与评价（PDCA）

（1）针对真因拟定对策一、二、三，分别见表3-2-4-5、表3-2-4-6、表3-2-4-7。

表 3-2-4-5　对策一

对策一	对策名称	规范并细化皮下注射操作流程
	真因	制定最新操作流程
改善前：护士遵照陈旧的注射操作流程注射，缺乏细化操作流程。 实施内容：制定最新规范操作流程。		对策实施： 负责人：护士 A、护士 B 实施时间：2 月 1 日—9 月 30 日 实施地点：介入血管科
对策处置： 1. 经效果确认，该对策为有效措施。 2. 科室所有护士掌握最新操作流程		对策确认： 新的操作流程有利于护士更加规范操作，皮下出血 / 血肿率明显降低

表 3-2-4-6　对策二

对策二	对策名称	护士的培训及考核
	真因	规范护士护理操作
改善前：部分护士操作不规范 实施内容：全员培训并考核	对策实施： 负责人：护士 A、护士 B 实施时间：2 月 1 日—9 月 30 日 实施地点：介入血管科	
对策处置： 1. 经效果确认，该对策为有效措施 2. 科室所有护士规范执行最新操作流程	对策确认： 全员培训考核有利于所有护士正确规范执行皮下注射，皮下出血/血肿发生率明显降低	

表 3-2-4-7　对策三

对策三	对策名称	健康宣教
	真因	增强宣教内容提高病人配合度
改善前：护士简化宣教。 实施内容：制作宣教单，提高宣教内容的全面性及丰富性	对策实施： 负责人：护士 A、护士 B 实施时间：2 月 1 日—9 月 30 日 实施地点：介入血管科	
对策处置： 1. 经效果确认，该对策为有效措施。 2. 科室大多数病人对宣教内容理解并配合	对策确认： 提高对病人的健康宣教内容使病人配合操作，皮下出血/血肿率明显降低	

（2）评价

① 统计结果显示，研究期间数据 176 人，未发生出血/血肿 146 人，发生出血/血肿 30 人。

$$\text{改善后皮下注射抗凝剂局部出血/血肿发生率} = \frac{\text{皮下注射抗凝剂出血血肿的病人}}{\text{皮下注射抗凝剂的病人}} \times 100\% = 17.0\%$$

② $\text{达标率} = \dfrac{\text{改善前数据} - \text{改善后数据}}{\text{改善前数据} - \text{目标值}} \times 100\% = \dfrac{38.6\% - 17.0\%}{38.6\% - 20.81\%} = 121.4\%$

③ $\text{进步率} = \dfrac{\text{改善前数据} - \text{改善后数据}}{\text{改善前数据}} = \dfrac{38.6\% - 17.0\%}{38.6\%} = 55.9\%$

形成低分子肝素皮下注射标准化流程（表 3-2-4-8）。

表 3-2-4-8 标准化流程

单位：分

项目	赋分	技术操作要求	标准	扣分标准	得分
目的	5	预防和治疗血栓性疾病	5	回答错误扣 5 分	
评估	10	1. 评估病人病情、意识状态、局部皮肤状况、血压情况。 2. 向病人解释操作目的和配合方法，取得合作。 3. 询问有无过敏史。 4. 环境评估，遮挡病人	4 3 2 1	缺一项扣 1 分； 未向病人解释扣 2 分； 未询问过敏史扣 2 分； 未评估环境扣 2 分	
准备	5	1. 护士：着装整洁，洗手，戴口罩，必要时戴手套。 2. 病人：取屈膝仰卧位。 3. 环境：清洁、安静。 4. 用物：医嘱执行单，治疗盘内放置注射针剂、弯盘、干棉签、复合碘棉签	1 1 1 2	护士无准备扣 1 分； 病人无准备扣 1 分； 环境无准备扣 1 分； 物品缺一项扣 1 分	
操作流程	65	1. 操作执行单，双人查对，检查药液剂量、质量及有效期。 2. 备齐用物，携至病人床边，核对床号、姓名，解释。 3. 正确选择注射部位：以脐为中心上下 5 cm，左右 10 cm 范围（脐周 1 cm 除外）。 4. 消毒皮肤，直径不小于 5 cm，待干。 5. 再次核对。 6. 取出针剂，将空气弹至活塞顶端。 7. 左手捏起皮肤、右手在皮皱最高点垂直进针固定。 8. 注射前无需排气，不抽回血，缓推药液。 9. 密切观察并询问病人感受。 10. 注射毕，快速拔针，用干棉签轻压针刺处，勿揉。 11. 再次核对，交代注意事项。 12. 安置病人。 13. 终末处理。 14. 洗手记录	5 5 5 5 5 5 5 5 5 5 5 3 5 2	为核对执行单药液扣 5 分； 为核对床号扣 5 分； 部位不正确扣 2 分； 消毒方法范围错误扣 2 分； 未再次核对扣 5 分； 排气不正确扣 3 分； 手法不正确扣 3 分； 一处不正确扣 2 分； 未安置病人扣 2 分； 一项不正确扣 1 分； 未记录扣 2 分	
注意事项	5	1. 皮下注射过程中腹部注射部位保持皱褶。 2. 拔针后按压针眼 3~5 min，力度以皮肤下陷 1~1.5 cm 为宜，避免太过用力，避免揉搓，以免毛细血管破裂出血。 3. 注射部位要轮流更换，两次注射点应相距 2 cm 以上；注意观察注射部位有无硬结、淤斑。 4. 嘱病人及家属禁止在注射局部热敷、理疗或按摩，防止毛细血管扩张出血。如有牙龈出血、痰中带血、大小便颜色异常及时告知医护人员。 5. 病人当日行冠脉手术或血压 ≥ 160/100 mmHg 时暂停注射，并汇报医生	5	问答缺一项扣 1 分	

9 检讨与改进（表3-2-4-9）

表3-2-4-9 检讨与改进

PDCA	活动项目	优点	缺点或今后努力方向
P	主题选定	选题得当，有益病人，圈员积极参与	继续发现对病人、护士、院方有益的主题
	现状把握	共同参加：分工合作，制定查检表，查检内容全面合理，便于比较	根据目标完善难易度和圈员能力制定计划表
	目标拟定	目标明确：目标设定激发圈员根据能力达成目标	以圈员能力作为目标设定，不能成为标杆
	解析	圈员头脑风暴，积极分析存在问题	时间有限，仅阅读部分文献，未能与外院相关人员沟通学习
	对策拟定	制订的对策具有实际可行性	加强创新能力培养
D	对策实施与检讨	以 PDCA 方式，持续改进并检讨	因班次原因，对策实施者不能持续跟进评估
C	效果确认	利用柏拉图前后对比，效果显著	圈员评估能力有限，与操作者本人评估存在差距
A	标准化	制订了切实可行的肝素注射标准流程，抗凝剂注射部位登记表	全体科室护士需要加强培训，严格执行
	检讨与改进	较为合理	将 QCC 方案及成果向医院及其他科室相关人员汇报，听取意见与建议，进一步改进方案
	残留问题	注射部位登记、轮换未认真落实	
	残留问题解决方案	将问题加入下一步改进主题中	

五　降低皮下注射抗凝剂局部出血发生率

1. 选定主题

（1）本期持续质量改进主题

降低皮下注射抗凝剂局部出血发生率。

（2）衡量指标

$$\frac{\text{皮下注射低分子肝素}}{\text{局部出血发生率}} = \frac{\text{同期皮下注射低分子肝素发生局部出血例次数}}{\text{统计周期内皮下注射低分子肝素总例次数}} \times 100\%$$

（3）主题定义

抗凝剂治疗是预防 VTE 的基础。临床护理中，抗凝剂皮下注射易导致注射部位皮下出血，同时伴有局部疼痛，降低了病人用药依从性，影响病人对护理工作的满意度和信任感。

（4）背景

国内外相关指南指出抗凝治疗是 VTE 防治的基础，主要包括：低分子肝素、磺达肝癸钠等；低分子肝素是应用最广泛的抗凝药物，其作用强度是普通肝素的 2~3 倍，具有生物利用度高、无需监测凝血时间等优点，其药效和安全性均优于普通肝素。但由于低分子肝素抗凝作用较强、皮下注射时易刺破血管、血液渗入皮下组织等原因，注射后易出现皮下出血。据报道，低分子肝素的出血率最高可达 90%，出血面积最大可达 8 cm × 10 cm，同时合并多种疾病、肝肾功能损伤等因素均可导致皮下出血的发生。

临床低分子肝素注射欠规范、皮下出血率较高，2021 年上半年本单元出现了 5 例皮下注射抗凝剂后发生皮下出血的案例。我院无抗凝药物注射相关技术规范及操作 SOP，护士不知晓与其他药物皮下注射的区别。

（5）选题理由

该项目有助于明确护理干预在降低皮下注射抗凝剂局部出血发生率中的应用效果，制订预灌式抗凝药物注射技术 SOP，规范抗凝药物注射技术护理管理相关内容，提升护理人员临床实践技能储备，并有助于在全院范围内推广研究结果并加以应用，达到同质化管理。

2. 活动计划（表 3-2-5-1）

表 3-2-5-1　活动计划表

主题	日期	2021年7月				2021年8月				2021年9月				2021年10月				2021年11月				2021年12月			
	周数	1周	2周	3周	4周	1周	2周	3周	4周	1周	2周	3周	4周	1周	2周	3周	4周	1周	2周	3周	4周	1周	2周	3周	4周
P	主题选定	····																							
	计划拟定		····																						
	现况把握				····																				
	目标设定				····																				
	解析					····																			
	对策拟定							····																	
D	实施与检讨									····				····											
C	效果确认																		····						
	标准化																						····		
A	检讨与改进																								····

3. 现况把握

（1）现况介绍

国内外抗凝剂相关研究报道显示皮下注射后不良反应的发生大多与技术操作有关，但在操作流程和注射技术等细节上至今仍存在很多争议。为了降低抗凝剂皮下注射出血发生率，通过对住院病人抗凝剂注射不良反应进行现况调查，对其影响因素进行分析，为临床护理人员规范注射，降低出血发生率提供借鉴。

（2）与主题相关的工作流程图（图 3-2-5-1）

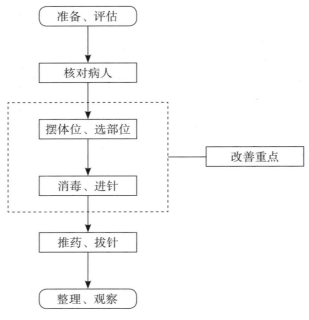

图 3-2-5-1　工作流程图

（3）查检表（表 3-2-5-2、表 3-2-5-3）

表 3-2-5-2　查检表

Who：负责收集数据的圈员	A
When：收集数据时间	2023 年 3 月 1 日—2023 年 3 月 31 日
Where：收集数据地点	病区
What：收集对象	病区皮下注射抗凝剂病人
Why：收集数据的目的	皮下注射抗凝剂出血发生率现况把握
How：收集数据的方法	使用皮下出血发生登记表
How many：收集期间皮下注射抗凝剂人数	期间共有皮下注射抗凝剂 208 人次，发生出血人次 150，发生率 72%

表 3-2-5-3　查检表

主要因素	发生数（次）	百分比（%）	累计百分比（%）
注射部位选择不正确、未轮换评估	54	36.0	36.0
注射速度、拔针、按压方法错误	32	21.3	57.3
未捏起皮肤褶皱、角度错误	22	14.7	72.0
注射体位不当	17	11.3	83.3
注射前排气、抽回血	10	6.7	90.0
流程不规范	9	6.0	96.0
缺少监察、培训	6	4.0	100
合计	150	100	100

（4）改善前柏拉图（图 3-2-5-2）

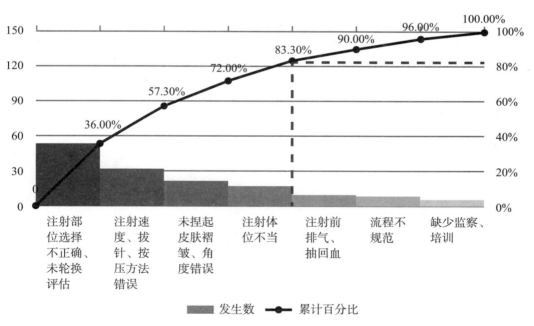

图 3-2-5-2　改善前柏拉图

4. 目标设定

（1）目标值设定（图3-2-5-3）

目标值 = 现况值 -（现况值 × 改善重点 × 圈员能力）

$\qquad$ =72% -（72% × 83.3% × 85.45%）

$\qquad$ =20.8%

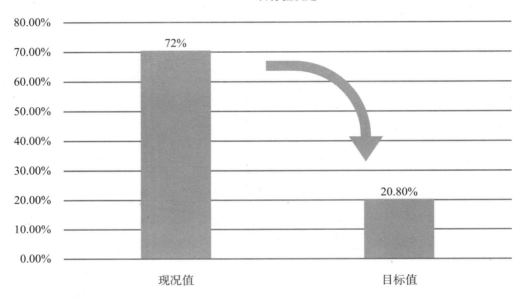

图3-2-5-3　目标值设定

（2）设定理由

改善前通过现况把握，确定皮下注射抗凝剂出血发生例数共150人次。依改善前现况把握柏拉图分析前4项占了83.3%，为本期活动改善重点。圈员能力是基于品管圈每一个成员就管理目标对自己能力进行5-3-1分评估而推算的，本次品管圈成员，计算圈员能力为85.45%。改善幅度：改善重点83.3% × 圈员能力85.45%=71.18%

5. 问题解析

（1）原因分析

用鱼骨图进行原因分析（图3-2-5-4）。

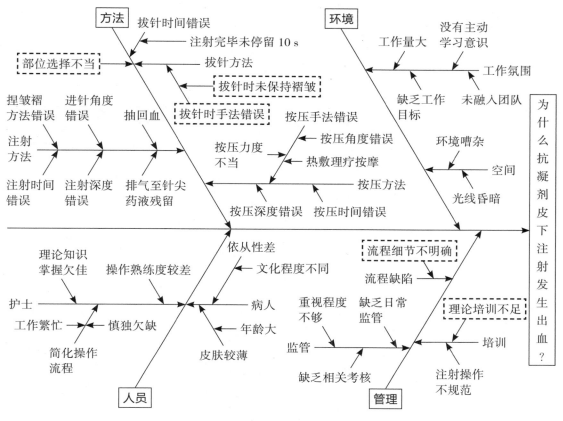

图 3-2-5-4　原因分析

（2）真因验证（表 3-2-5-4）

表 3-2-5-4　真因验证

主要因素	发生数（次）	百分比（%）	累计百分比（%）
注射部位选择不正确、未轮换评估	20	30.3	30.3
注射速度、拔针、按压方法错误	15	22.7	53.0
流程不规范	12	18.2	71.2
缺少监察、培训	9	13.6	84.8
注射前排气、抽回血	5	7.6	92.4
未捏起皮肤皱褶、角度错误	4	6.1	98.5
注射体位不当	1	1.5	100
合计	66	100	100

6. 对策拟定（表3-2-5-5）

表3-2-5-5　对策拟定

What	Why	How	评分（分）					Who	对策
问题	真因	对策方案	可行性	经济性	效益性	总分	选定	提案人	编号
抗凝剂皮下注射发生出血	注射方法不规范	优选腹部	55	55	55	165	√	护士A	对策一
		注射前不排气、不抽回血	53	51	51	155	√		
		注射后停留10 s，快速垂直拔针	53	55	55	163	√		
		拔针后无需按压、热敷、按揉	53	53	55	161	√		
	流程不规范	学习专科知识	53	53	53	159	√	护士B	对策二
		按标准操作流程规范注射	55	55	55	165	√		
		提高专业素养	53	55	55	163	√		
	督查培训缺失	组织相关培训	53	55	55	163	√	护士C	对策三
		建立监察机制，加大考核力度	53	53	53	159	√		
		严格规范流程细节，按流程操作	55	53	53	161	√		

注：全体全员根据每一评价项目，依可行性、经济性、效益性进行对策选定。评价标准：优5分、可3分、差1分，全员共11人，总分165分。选定依据：满分165分，得分达80%（132分）以上者即予以列入可行的对策方案。

7. 对策实施与评价

针对真因的对策一、二、三，分别见表3-2-5-6、表3-2-5-7和表3-2-5-8。

表 3-2-5-6　对策一

对策一	对策名称	对于抗凝剂注射方法进行相关学习培训
	真因	注射方法不规范
对策内容： 1. 注射部位优选腹部，注射时选择屈膝仰卧位，嘱病人放松。 2. 长期注射抗凝剂者，推荐使用腹部定位卡，轮换交替注射部位。 3. 注射前无需排气、不抽回血。 4. 注射时将皮肤捏起形成皱褶，垂直进针，匀速注射，注射后停留 10 s，快速拔针，无需按压。 5. 注射部位禁忌热敷、理疗		对策实施： Who：全科成员 When：2021 年 9 月 20 日—2021 年 11 月 10 日 Where：病区
对策处置： 经由确认该对策为有效对策，继续实施		对策效果： 经过培训学习，护理人员对抗凝剂注射有了规范意识，按标准流程操作。

表 3-2-5-7　对策二

对策二	对策名称	加强对操作流程的细化学习，提高护理人员素养
	真因	流程不规范
对策内容： 1. 组织学习相关专业知识。 2. 对于各项操作，严格按照标准流程进行，切勿随意简化。 3. 严格要求自己，有慎独精神，自身职业素养		对策实施： Who：全科成员 When：2021 年 9 月 20 日—2021 年 11 月 10 日 Where：病区
对策处置： 经由效果确认，该对策为有效对策继续实行		对策效果： 护理人员能够严格执行相关制度，对于抗凝剂的操作流程均按照标准进行

表 3-2-5-8　对策三

对策三	对策名称	组织相关培训；建立监察机制，加大考核力度
	真因	督察培训缺失
对策内容： 1. 建立督察机制，加大考核力度。 2. 定期进行学习培训，并进行考核。 3. 思想上提高重视		对策实施： Who：全科成员 When：2021 年 9 月 20 日—2021 年 11 月 10 日 Where：病区
对策处置： 经由效果确认该对策为有效对策，继续实施		对策效果： 通过督察和考核，引起全员思想上的重视，规范了抗凝剂注射操作

8. 效果确认

（1）有形成果

改善后期间共收集皮下注射抗凝剂 208 人次，发生出血人次 20 例，发生率 9.62%。

① 改善后数据收集

表 3-2-5-9　改善后数据

项目	例数	百分比	累计百分比
注射部位选择不正确、未轮换评估	7	35.00%	35.00%
注射速度、拔针、按压方法错误	5	25.00%	60.00%
未捏起皮肤褶皱、角度错误	3	15.00%	75.00%
注射体位不当	2	10.00%	85.00%
注射前排气、抽回血	1	5.00%	90.00%
流程不规范	1	5.00%	95.00%
缺少监察、培训	1	5.00%	100.00%
合计	20	100.00%	/

② 改善前后柏拉图

改善前（图 3-2-5-5）：

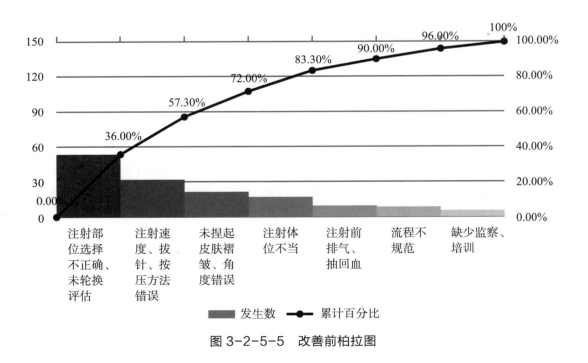

图 3-2-5-5　改善前柏拉图

改善后（图3-2-5-6）：

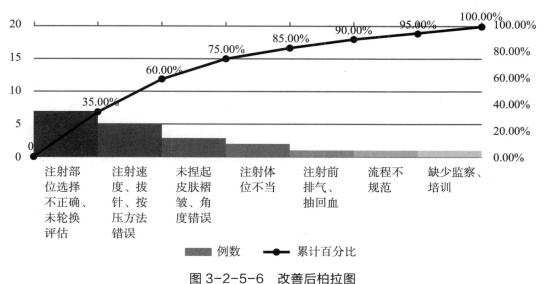

图 3-2-5-6　改善后柏拉图

③目标达成率（图3-2-5-7）

目标达成率 =（改善后－改善前）/（目标值－改善前）×100%

　　　　　 =（20-150）/（43-150）×100%

　　　　　 =121.5%

进步率 =（改善后－改善前）/改善前 ×100%

　　　 =（20-150）/150×100%

　　　 =86.6%

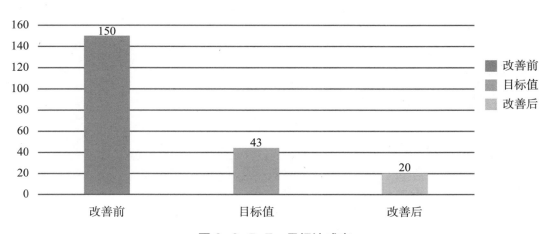

图 3-2-5-7　目标达成率

（2）无形成果

①雷达图评分表（表3-2-5-10）

表3-2-5-10　评分表

单位：分

项目	改善前		改善后		活动成长
	总分	平均	总分	平均	
团队精神	17	2.43	30	4.29	1.86
自信心	16	2.29	29	4.14	1.85
凝聚力	18	2.57	31	4.43	1.86
协调沟通能力	20	2.86	28	4.00	1.14
责任荣誉感	16	2.29	32	4.57	2.28
专业知识	15	2.14	30	4.29	2.15

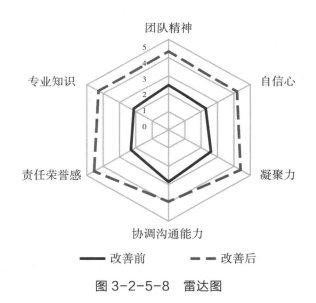

图3-2-5-8　雷达图

9. 标准化

形成皮下注射标准化流程（图3-2-5-9）。

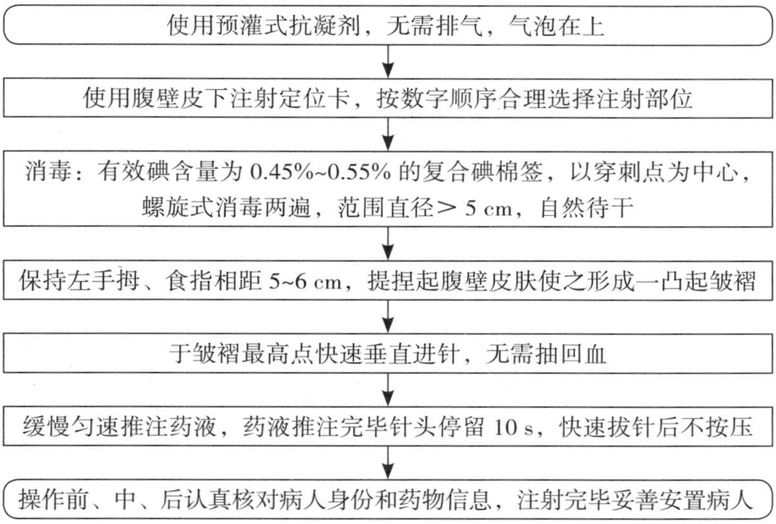

使用预灌式抗凝剂，无需排气，气泡在上

↓

使用腹壁皮下注射定位卡，按数字顺序合理选择注射部位

↓

消毒：有效碘含量为 0.45%~0.55% 的复合碘棉签，以穿刺点为中心，螺旋式消毒两遍，范围直径＞5 cm，自然待干

↓

保持左手拇、食指相距 5~6 cm，提捏起腹壁皮肤使之形成一凸起皱褶

↓

于皱褶最高点快速垂直进针，无需抽回血

↓

缓慢匀速推注药液，药液推注完毕针头停留 10 s，快速拔针后不按压

↓

操作前、中、后认真核对病人身份和药物信息，注射完毕妥善安置病人

图 3-2-5-9　标准化注射流程

10. 检讨与改进（表 3-2-5-11）

表 3-2-5-11　检讨与改进

活动项目	优点	缺点或今后努力方向
主题选定	根据科室实际情况，选定具有代表性的主题	今后希望选择更具有挑战性的主题，能提高护理工作质量
现状把握	制作表格，有效收集数据	将影响因素更加深入广泛
目标设定	目标设定合理，有根据	实际目标在预期目标之上
解析	全员参与解析，彻底分析	能够深层次地分析问题，挖掘最本质的内涵
对策拟定	根据具体问题，提出合理有效的对策	由每位成员从不同角度观点提出切实可行的对策
对策实施与检讨	整改措施具体，针对性强	确保各项对策的实施，保证改善落到实处
标准化	将标准化模式运用于工作中	使之成为常态化，并在类似工作中也能顺利实施

六 提高介入围手术期水化护理执行合格率

1. 研究背景

（1）随着介入治疗的普及，对比剂广泛应用，使用对比剂后急性肾损伤的发生率也有所增高。对比剂后急性肾损伤（post-contrast acute kidney injury, PC-AKI）泛指血管内使用对比剂后发生的肾功能下降，是使用碘对比剂后 48~72 h 内发生的血肌酐升高超过 0.3 mg/dl（26 μmol/L），或大于基线值的 1.5~1.9 倍。对比剂后急性肾损伤是碘对比剂应用过程中的重要并发症，也是医源性肾损伤的重要组成部分，它不仅对病人的预后不利，而且增加了医疗费用。

（2）水化治疗可有效预防造影后急性肾损伤发生的可能机制为：① 水化可以对抗肾素 – 血管紧张素 – 醛固酮系统作用，减缓肾脏血管收缩，减轻肾脏缺血；② 可以降低血液中对比剂浓度，增加尿量，减轻肾小管的阻塞；③ 能够直接减轻对比剂对肾小管细胞毒性。目前多主张依据病人心、肾功能等进行调整，做好个体化指导。中国医师协会介入医师分会介入围手术专业委员会编写的《介入护理实践指南》指出：水化治疗是目前公认的有效预防对比剂后急性肾损伤的基本措施。

（3）成立 QC 小组（表 3-2-6-1）

表 3-2-6-1　QC 小组

部门	姓名	工作项目
介入科	负责人：A（护士长）	组织协调、制订培训计划与目标
	1 组：B（PDCA 小组核心成员） 2 组：C（专科骨干护士） 3 组：D（随访护士）	收集、分析现况，制定改善措施，每月稽查。 1 组落实介入围手术期水化的健康教育及水化记录。 2 组负责每月稽查围手术期水化的规范率。 3 组落实出现对比剂后急性肾损伤病人的出院随访及记录
	护士长、小组成员	科内培训、落实各项培训计划、定期督察

2. 选定主题

（1）选定主题

介入围手术期使用碘对比剂后，发现护士对病人肾功能的评估及围手术期的水化护理存在不足，措施落实不到位，缺乏水化护理的细则。经查阅文献，采用"531"评价法进行主题评价，最终选出本次主题为提高介入围手术期水化护理的规范化管理。

（2）衡量指标

24 h 饮水 ≥ 2000 ml 或术后 4 h 尿量大于 800 ml，定义为符合水化要求。

（3）计算公式

$$介入围手术期水化护理执行率 = \frac{同期经动静脉注射对比剂行水化护理规范执行人次数}{统计周期内行介入手术病人注射对比剂需水化治疗总人次数} \times 100\%$$

3. 活动计划表（表3-2-6-2）

表 3-2-6-2　改进活动计划

	日期\n项目	2021年												执行者
		1月	2月	3月	4月	5月	6月	7月	8月	9月	10月	11月	12月	
P	主题选定	····												全体成员
	现况把握													护士长
	现况分析		····											全体成员
	对策拟定													全体成员
D	对策实施				····									全体成员
C	效果确认										····			护士长/总责任护士/总带教
A	检讨及改进											····		全体成员

4. 现状把握

（1）对 2021 年一季度水化护理进行质控监测

设计查检表对 2021 年 2~3 月我科进行水化护理的 30 名病人进行查检，一季度水化护理的规范率在 66.67%，护士对水化的要求掌握不全，未做到同质化、规范化护理管理。对对比剂使用后是否出现急性肾损伤，及出院随访缺失。

2021 年 2~3 月期间，通过自制介入围手术水化记录单共调查 30 例次，其中达标 20 例，围手术期水化护理执行合格率为 66.7%。

（2）设计查检表（表 3-2-6-3）

表 3-2-6-3　查检表

介入围手术水化记录单			
床号：	姓名：	住院号：	使用对比剂：
预计对比剂剂量：	< 100 ml	100~199 ml	> 200 ml
病情允许饮水：	是	否	
术中补液量：		手术返房时间：	

时间	入量（补液 + 饮水）	备注
术后 1 h		
术后 2 h		
术后 3 h		

病人饮水后呕吐：	是	否
24 h 水化总量：	24 h 尿量：	
备注：		

（3）改善前柏拉图（图 3-2-6-1）

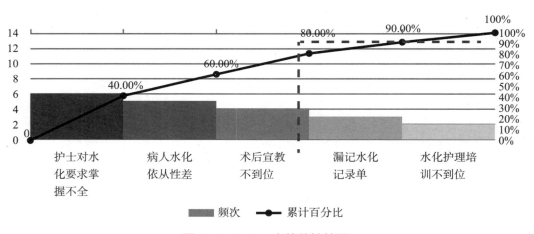

图 3-2-6-1　改善前柏拉图

确定改善重点为护士对水化要求掌握不全、病人水化依从性差及术后宣教不到位。

5. 目标设定

提高介入围手术期水化护理规范率。

目标值＝现况值＋改善值＝现况值＋（标准值－现况值）× 圈能力 × 改善重点

$\quad\quad$ ＝66.7%＋（100%-66.6%）×75%×78%=86%

6. 问题解析

（1）原因分析

用鱼骨图进行原因分析（图3-2-6-2）。

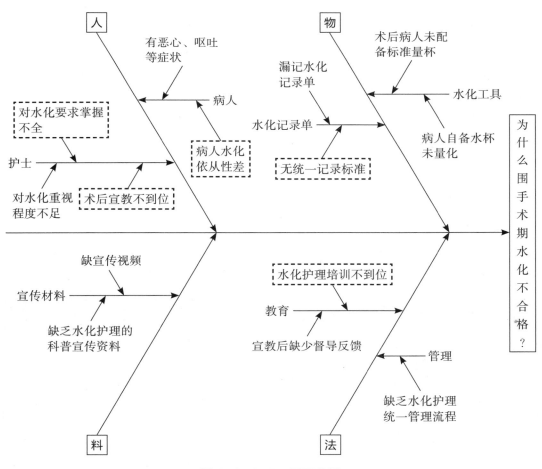

图3-2-6-2　原因分析

（2）要因分析（表3-2-6-4）

表3-2-6-4　要因分析

单位：分

要因	圈员1	圈员2	圈员3	圈员4	圈员5	圈员6	圈员7	圈员8	圈员9	总分	选定
护士对水化要求掌握不全	5	5	3	5	5	5	5	5	3	41	√
术后宣教不到位	3	5	5	5	3	5	5	3	5	39	√
对水化重视程度不足	3	3	1	1	1	1	1	1	1	13	
病人水化依从性差	5	3	5	5	5	5	3	5	3	39	√
有恶心、呕吐等症状	3	1	1	1	3	1	3	1	3	17	
漏记水化记录单	3	5	3	3	3	5	3	5	5	35	
术后病人未配备标准量杯	1	5	1	1	5	1	5	1	3	23	√
无统一记录标准	3	3	1	5	1	3	3	3	1	23	√
缺乏水化护理的科普宣传资料	1	3	1	1	3	1	3	1	3	17	
缺乏水化护理统一管理流程	3	3	3	3	3	3	3	5	3	29	
水化护理培训不到位	3	5	5	3	3	5	3	5	5	37	√
对水化重视程度不足	3	3	3	5	3	3	5	3	3	31	

根据"二八法则"确定五大要因：护士对水化要求掌握不全、术后宣教不到位、病人水化依从性差、漏记水化护理记录单及水化护理培训不到位。

（3）真因验证（表3-2-6-5）

表3-2-6-5　真因验证

原因	数量（次）	比例（%）	累计百分比（%）
护士对水化要求掌握不全	12	31.58	0
术后宣教不到位	8	21.05	32
病人水化依从性差	8	21.05	53
漏记水化记录单	5	13.16	74
水化护理培训不到位	5	13.16	87
总计	38	100.00	100

（4）真因验证柏拉图（图3-2-6-3）

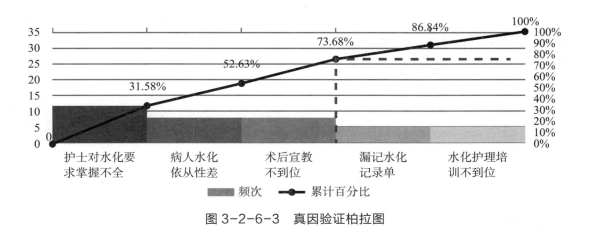

图 3-2-6-3　真因验证柏拉图

验证结论：我们通过绘制真因查检表对真因进行验证，并对数据结果进行分析，最终确定了四大真因：护士对水化要求掌握不全、病人水化依从性差、术后宣教不到位、漏记水化护理记录单。

7. 对策拟定

（1）对策实施与评价

针对真因的对策一、二、三、四，分别见表3-2-6-6、表3-2-6-7、表3-2-6-8、表3-2-6-9。

表 3-2-6-6　对策一

对策一	对策名称	制定水化护理细则
	真因	无具体统一的水化标准
改善前：水化过程中无具体统一的水化标准。 实施内容： 1.制定统一水化标准及流程，明确水化时间、水化量和方法等。 2.规范护理记录单书写内容，统一水化记录格式。 3.修改围手术期水化记录单，关注病人出入量。 4.制作并发放碘对比剂使用后的科普宣传资料	对策实施： 负责人：介入科护士 实施时间：2021年4月1日—2021年4月15日 实施地点：介入科	
对策处置： 1.护士掌握水化护理具体内容，熟练运用水化记录单，病人能有效配合。 2.对策有效	对策效果： 介入围手术期水化护理符合率规范率由66.70%上升到88.27%	

表 3-2-6-7　对策二

对策二	对策名称	组织人员培训学习相关知识
	真因	护士对水化相关知识掌握不全
改善前：调查科内 20 名护士对水化护理相关知识的掌握情况，护士对水化相关知识掌握率为61.8%。 实施内容： 1. 查阅文献、指南，制作水化护理相关 PPT，进行科内业务学习，组织理论考核。 2. 借助信息化系统进行水化护理敏感指标抓取，进行水化护理的动态管理。 3. 建立质量控制小组，监督科内水化护理落实情况，发现原因及时分析，提出整改措施	对策实施： 负责人：介入科护士 实施时间：2021 年 4 月 16 日—2021 年 4 月 30 日 实施地点：介入科	
对策处置： 护士能积极参与培训，规范化进行水化护理	对策效果： 护士对水化护理相关知识掌握率由61.8% 上升到95.0%	

表 3-2-6-8　对策三

对策三	对策名称	加强宣教
	真因	宣教不到位，形式单一
改善前：护士宣教不全面，形式单一，病人无法理解，依从性差。 实施内容： 1. 制作并发放碘对比剂使用后水化护理科普宣传资料。 2. 拍摄宣教视频，上传公众号，并借助电脑、电视等媒体工具在病区内播放。 3. 设计并制作水化尺，发放给病人。 4. 床位护士于术后加强巡视病房，记录病人的饮水量及尿量，督促病人按时完成水化	对策实施： 负责人：介入科护士 实施时间：2021 年 5 月 1 日—2021 年 12 月 31 日 实施地点：介入科	
对策处置： 宣教形式多样化，列为常规宣教内容。 病人能有效进行水化，并正确使用水化尺	对策效果： 病人对水化相关知识的知晓率由63.3% 上升到94.9%	

表 3-2-6-9 对策四

对策四	对策名称	提供手术病人水化工具
	真因	病人不能有效进行水化
改善前：病人饮水工具参差不齐，无量化，饮水后无记录。 实施内容： 1. 术前发放水化护理包，方便病人进行准确量化。 2. 提供尿壶或量杯，准确记录尿量。 3. 本班未完成水化的病人，床位护士做好交接班		对策实施： 负责人：介入科护士 实施时间：2021 年 5 月 1 日—2021 年 12 月 31 日 实施地点：介入科
对策处置： 水化包及水化尺方便了病人量化饮水量，水化依从性提高		对策效果： 病人水化依从性及正确性提高，能进行有效水化

7. 效果确认

（1）成果一：目标达成

$$目标达成率 = \frac{改善后 - 改善前}{目标值 - 改善前} \times 100\% = \frac{94.9\% - 66.7\%}{86\% - 66.7\%} \times 100\% = 146\%$$

目标达成率见图 3-2-6-4。

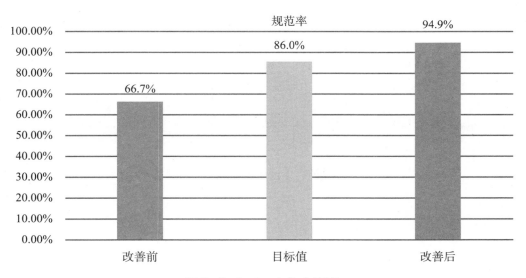

图 3-2-6-4 水化合格率

（2）成果二：无急性肾损伤案例发生（图3-2-6-5）

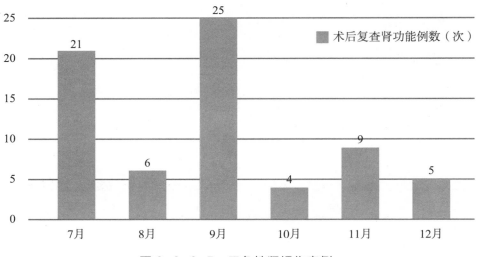

图3-2-6-5　无急性肾损伤案例

（3）成果三：制作水化尺

作为宣教教具在医院各科室发放使用（图3-2-6-6）。

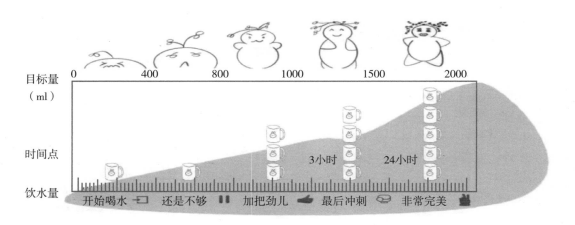

图3-2-6-6　水化尺

（4）无形成果

活动实施后，通过雷达图，我们发现圈员各项能力均有所提高（图3-2-6-7）。

项目	改善前		改善后		活动成长	正/负向
	总分	平均分	总分	平均分		
沟通与协调能力	25	2.3	41	3.7	1.4	↑
自信心	30	2.7	45	4.1	1.4	↑
个人素养	30	2.7	48	4.4	1.7	↑
团队精神	29	2.6	50	4.5	1.9	↑
积极性	28	2.5	45	4.1	1.6	↑
品管手法	25	2.3	43	3.9	1.6	↑
备注：由圈员9人评分，每项每人最高分5分，总分45分						

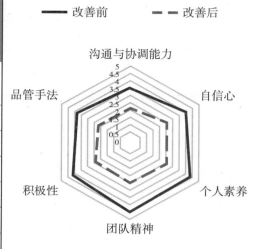

图 3-2-6-7　雷达图

8. 标准化（表 3-2-6-10）

表 3-2-6-10　水化记录单

介入围手术水化记录单
1. 病情允许饮水：□是　　　　□否（□静脉水化　　ml　□无　原因　/措施：　）
2. 有无恶心呕吐：□是（24h 饮水 ≥ 2000 ml：□是　　　　□否）　　□否
口服水化：
□对比剂剂量：≤ 100 ml
3 h 饮水 > 1000 ml：□是（总量：ml）　　□否　　　　3 h 解尿：□是　　　　□否
24 h 饮水 ≥ 2000 ml：□是（总量：ml）　　□否
□对比剂剂量：101~300 ml
3 h 饮水 > 1000 ml：□是（总量：ml）　　□否　　　　3 h 解尿：□是　　　　□否
24 h 饮水 ≥ 2000 ml：□是（总量：ml）　　□否
静脉水化：
术中补液量：□是　ml　　　　□否　　　　手术前后补液量：ml　　　　签名：
备注：
1. 病人床边发放一次性水杯（200 ml）1个。
2. 项目"1"勾选"否"及项目"2"勾选"是"后，直接跳转填写至"静脉水化"。
3. 关注病人尿量 4 h ≥ 800 ml。
4. 特殊人群无法水化需填写原因，不能达标水化填写措施，如：老年人饮水 1000 ml、血透病人隔日血透等。

9. 检讨与改进（表 3-2-6-11）

表 3-2-6-11　检讨与改进

活动项目	优点	缺点或今后努力方向
主题选定	运用头脑风暴，调动圈员参与积极性；查阅文献资料等，提供参考依据	由于大家刚刚接触品管圈，活动积极性不高
活动计划拟定	比较科学地分配各步骤时间，并有计划的开展圈活动	为了按照计划进行，增加了日常工作量，同时部分环节工作不够细致
现状把握	认真、客观地记录查检结果，正视问题所在	查检内容不够全面
目标设定	设定目标与科室工作目标一致，可操作性强	对圈能力的评价指标还需进一步科学、合理
问题解析	运用头脑风暴，调动圈员参与积极性，进行真因验证	需加强分析问题的能力
对策拟定	对策具体、可行	某些圈员未积极参与
对策实施与检讨	将有效对策运用于临床工作中	持续改进
效果确认	全面客观对效果进行了分析	还需加强学习品管手法
标准化	标准得到长期落实，并持续改进	介入术后肾功能检查的数据不全
残留问题	以信息化为抓手的专科质量监测不够完善	

七　降低股动脉穿刺点血肿发生率

1. 主题确定

（1）确定人员组成

成立质量改进组，包括组长：科主任；组员：医生 A、护士 A、医生 B、医生 C、医生 D、医生 E、医生 F、护士 B；目的：发现介入科日常医疗护理工作中出现的问题，进行分析，制定系统的整改措施，并在执行过程中进行检验、改善、标准化，降低医疗风险，保证医疗安全。

（2）拟定相关主题

提高病人个人信息录入准确率、提高不良事件上报率、缩短平均住院日、提高介入手术安全核查率、降低穿刺点血肿发生率及提高病原微生物送检率等。

$$\text{股动脉穿刺术后出血性并发症发生率} = \frac{\text{同期经股动脉穿刺发生穿刺部位出血性并发症例次数}}{\text{统计周期内股动脉穿刺总例次数}} \times 100\%$$

（3）主题评分标准（表3-2-7-1）

表3-2-7-1　主题评分标准

评分标准	分数	上级重视程度	重要性	迫切性	可行性
	5	很重视	很重要	极迫切	极可行
	3	很重视	重要	迫切	可行
	1	普通	不重要	普通	不可行

（4）主题选定（表3-2-7-2）

表3-2-7-2　主题选定

单位：分

主题选定							
主题评价题目	上级重视程度	重要性	迫切性	可行性	总分	排序	选定
降低股动脉穿刺点血肿发生率	45	45	43	25	168	1	★
提高病人个人信息录入准确率	31	25	26	23	105	5	
提高不良事件上报率	41	31	30	25	127	2	
缩短平均住院日	37	25	31	24	117	4	
提高病原微生物送检率	36	37	25	25	123	3	

（5）背景

股动脉穿刺点是介入治疗病人并发症中较为常见的一种类型。穿刺点血肿可增加病人不适感，延长住院时间，导致病人对医疗服务满意度降低。严重者可引起假性动脉瘤等后果，需行手术处理，增加了病人痛苦，加重了经济负担，严重影响医疗安全质量。

2. 活动计划（表3-2-7-3）

表3-2-7-3　活动计划表

步骤	7月上	7月下	8月上	8月下	9月上	9月下	10月上	10月下	11月上	11月下	12月上	12月下	负责人
主题选定													科主任
计划拟定													护士A
现况把握													医生A
目标设定													护士A
解析													医生A
对策拟定													医生B
对策实施与检讨													护士B
效果确认													医生C
标准化													医生D
检讨与改进													医生E

3. 现况把握（图3-2-7-1）

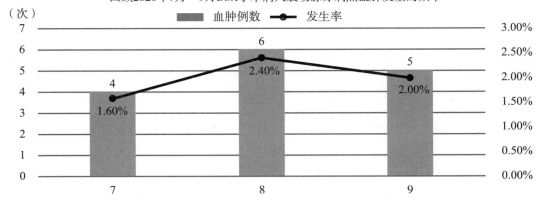

回顾2020年7月—9月DSA手术病人股动脉穿刺点血肿发生的频率

图3-2-7-1　现况把握

4. 目标设定（图3-2-7-2）

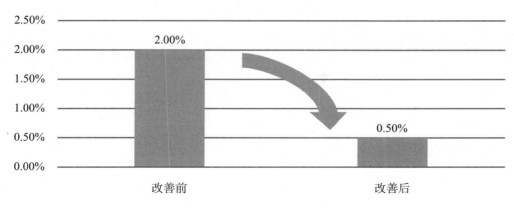

图 3-2-7-2　目标设定

5. 问题解析

（1）原因分析

用鱼骨图进行原因分析（图3-2-7-3）。

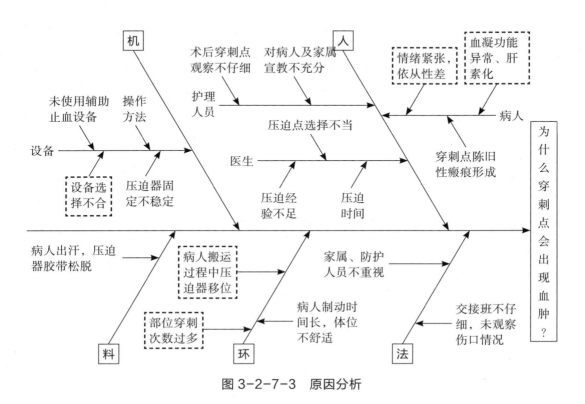

图 3-2-7-3　原因分析

（2）真因验证（表3-2-7-4）

表3-2-7-4　真因验证

原因	例次（例）	百分比（％）	累计百分比（％）
血凝功能异常	7	46.70	46.70
穿刺次数过多	3	20	66.70
搬运病人过程中压迫点移位	3	20	86.70
病人依从性差	1	6.70	93.30
辅助止血设备使用不当	1	6.70	100

6. 对策拟定（表3-2-7-5）

表3-2-7-5　对策拟定

主要问题		应对措施	负责人	测评手段
病人因素	病人血凝功能异常	术前检查血凝常规，发现异常及时纠正，定期复查，待血凝纠正后或延长小于3 s尚可进行股动脉穿刺	主管医师	病程记录
	依从性差	术前充分宣教与指导，术后密切观察，及时纠正与制止不合理的术后活动	主管医师及责任护士	上级抽查询问病人
医生因素	穿刺次数过多	加强技能培训，超声引导下辅助穿刺，透视下参考骨性标识定位穿刺	主管医师	培训记录
护理因素	病人搬运过程中压迫点松动或移位	指导家属及护工正确搬运病人，对护士及护工定期培训	责任护士和护士长	培训记录
设备因素	辅助止血设备使用不当	规范操作，了解各种血管缝合器、止血贴、压迫器的正确使用方法及其适用范围	主管医师	培训记录

7. 对策实施与评价（表 3-2-7-6、表 3-2-7-7、表 3-2-7-8、表 3-2-7-9）

表 3-2-7-6　对策一

时间	主讲人	内容
16:30	医生 A	股动脉穿刺点的正确压迫法
介入科全体研究生、住院医师，责任护士		

手指压迫法：

1. 双手清洁，戴无菌手套。

2. 左手食指、中指指腹放在穿刺点的近心端动脉上，清晰触及动脉搏动，确定压迫点。

3. 为利于观察压迫过程中穿刺点有无出血，手指不要压住皮肤穿刺口。

4. 常规压迫 15 min，若使用较粗规格穿刺鞘则适当延长压迫时间至 30 min。

5. 压迫结束后使用弹力绷带加压包扎。

优点：经济，节省医疗资源。

缺点：低年资医生特别是研究生对血管穿刺点的判断不准确，导致血肿发生率增加。

培训重点：通过指腹触诊动脉搏动，正确判断血管穿刺点位置

表 3-2-7-7　对策二

时间	主讲人	内容
17:30	医生 B	股动脉穿刺点的改良压迫法
介入科全体研究生、住院医师，责任护士		

改良压迫止血 - 直接加压包扎

优点：不需人工压迫 15 min，拔鞘后直接用纱布覆盖，绷带加压包扎。

方法：

1. 分别用无菌纱布两次对折成小方块。

2. 纱布覆盖（6~8 层）。

3. 绷带卷以纵轴方向加压于纱布的上方。

4. 再用 6~8 层无菌纱布覆盖后予以绷带 8 字加压包扎，力量以绷带卷难以移动为宜。

5. 术后术侧下肢制动，次日晨 8 时拆除绷带下地活动。

理论基础：

1. 穿刺处止血机制主要包括局部血管收缩、血小板血栓形成及纤维蛋白凝块形成，止血的时间与病人的性别、年龄、体重、动脉鞘管直径、肝素用量及有效压迫等因素有关。

2. 传统压迫法初始给予 15 min 的压迫，看似血已止住，但此时血凝块还较薄弱，并不能充分、持久、有效地止血，需依靠后续持久地压迫止血。一般 4~6 h 后。血凝块较牢固足以闭合穿刺口。因此，初始十余分钟的压迫对后来的止血并非必须

表 3-2-7-8　对策三

时间	主讲人	内容
12:00	医生 D	股动脉压迫器的正确使用
	介入科全体研究生、住院医师，责任护士	

股动脉压迫止血器
使用方法：
1. 股动脉穿刺处鞘管拔除后指压 15 min 无血液溢出。
2. 在股动脉穿刺点覆盖无菌纱布，将压迫器的基带放于病人背腹部，圆柱压迫体放于无菌纱布上，蓝色布袋通过穿刺侧"8"字绕法经弹力连接带压紧，与连接扣固定即可。
3. 压迫松紧以触摸到足背动脉搏动，病人感觉舒适为宜。
优点：
1. 持续稳定地压迫止血，有效减少病人出血量及术后康复时间，减少并发症。
2. 止血后可根据病人情况逐渐减压，减少因压力过大产生的不适情况。
3. 操作简单，快速上手。
4. 不需人工费时按压，固定止血器后旋钮加压即可完成止血动作，大大提高医护人员工作效率。
5. 简易旋钮设计，可根据病人抽血情况随时调控压力。
6. 柔软舒适，固定性佳

表 3-2-7-9　对策四

时间	主讲人	内容
13:30	护士 A	搬运介入手术病人的正确方法
	介入科全体研究生、住院医师，全体护士，实习护士，进修护士，全体护工	

1. 观看录像学习常规搬运方法。
2. 介入病人股动脉穿刺点需持续压迫，在搬运过程中除搬运医护人员外，还需一名护士在对侧固定股动脉压迫点，防止移位出血。
3. 学生分组，实习指导老师分组示范，搬运过程中对穿刺点的保护，要保证安全，注意运用力学原理。
4. 学生 5 人一组互作角色扮演，完成挪动法、一人法、二人法、三人法及四人法的床与平车之间的搬运操作。
5. 教师巡视随时指出学生手法及用力的正确性，协助搬运，保证安全

传统与改良法的压迫方式

传统的压迫方法（图 3-2-7-4）对医生的要求高，低年资医生特别是研究生对血管穿刺点的判断不准确，导致血肿发生率增加。

改良的压迫方法（图 3-2-7-5）不需人工压迫 15 min，拔鞘后直接纱布覆盖，绷带加压包扎，从退鞘到绷带包扎完毕，总过程共计时 2 min 30 s。

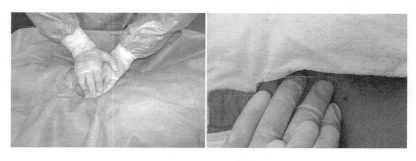

图 3-2-7-4　传统压迫法

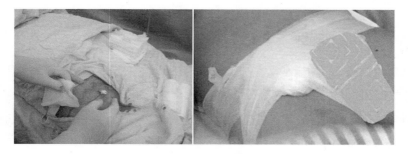

图 3-2-7-5　改良压迫法

8. 效果确认（图3-2-7-6）

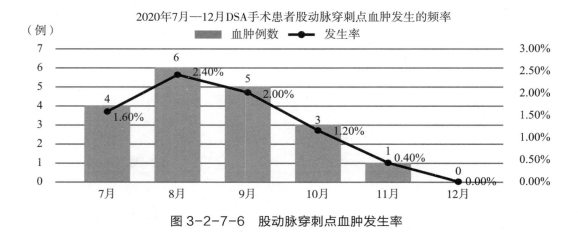

图 3-2-7-6　股动脉穿刺点血肿发生率

9. 经验总结

（1）科主任及护士长

① 强化分级管理，定期技术培训，提高对股动脉穿刺并发症的认识，熟悉各种辅助止血设备，加强术前评估。

② 持续对所有病历进行监察、质控，不定期进行考核。

（2）各级医生及护士

① 强化理论及技术培训，提高工作责任心。

② 术前宣教，充分沟通，增加病人信任度。

③ 加强对高危出血病人的评估及术前准备。

10. 检讨与改进

（1）经验

明确了股动脉穿刺点血肿发生率升高的主要原因，以加强技术改进和纠正血凝为主的培训确实降低了股动脉血肿的发生频率。

（2）问题

进一步凸显了血凝功能对穿刺点出血的影响。

（3）持续改进

如何克服异常血凝状况以减少穿刺点血肿发生进入下一个 PDCA 循环。

八 提高介入手术安全核查落实率

1. 主题选定

（1）本主题选定过程（表3-2-8-1）

表3-2-8-1 主题选定

主题评价题目	上级政策 （20%）	重要性 （30%）	迫切性 （20%）	圈能力 （30%）	总分 （分）	顺序	选定
提高介入手术安全核查落实率	28	22	24	22	96	1	★
降低术中低体温发生率	22	20	18	20	80	3	
提高术前访视有效率	26	22	26	20	94	2	
降低器械交接差错率	18	18	16	18	70	4	
提高物品的规范放置率	14	18	14	18	64	5	

（2）主题说明

介入手术安全核查落实：即由具有执业资质的手术医师、麻醉医师（或技师）、介入手术室护士三方分别在麻醉实施前、手术开始前、病人离开介入手术室前共同对病人身份和手术部位等进行核查，当1例核查中出现一项或多项核查问题未规范落实核查，视为此例手术安全核查未规范落实。

计算公式：

$$介入手术安全核查落实率 = \frac{同期介入手术安全核查落实病人例数}{统计周期内介入手术病人总数} \times 100\%$$

（3）选题背景

《中国医院协会患者安全目标（2022）》提出的第三个安全目标即"强化围手术期安全管理"，应该建立手术安全核查及手术风险评估制度和流程，落实世界卫生组织手术安全核对表，并提供必须的保障与有效的监管措施。

美国医院联合评审委员会对1995年1月至2005年12月严重医疗不良事件的调查分析，3 548例严重医疗不良事件中手术部位错误455例，占13%。如何防止手术错误是国内外医疗界研究的焦点之一，而落实手术安全核查是杜绝错误手术发生的根本。

在 JCI 国际病人安全目标、历年来颁发的《患者十大安全目标》《三级综合医院评审标准实施细则》均提出要重视手术安全核查。手术安全核查的完整执行需由具有执业资质的手术医师、麻醉医师（或技师）、介入手术室护士三方分别在麻醉实施前、手术开始前、病人离开介入手术室前共同对病人身份和手术部位等进行核查。

由于目前对手术安全核查落实规范率还比较低，医护技人员执行依从性差等因素影响，导致手术安全核查落实规范率较低，亟需改进。

（4）选题理由

对医院而言，可提高医疗质量，缓解医患和护患对立形式，增加社会效应；对护士而言，能提升安全管理的专业知识，做好每个环节的衔接工作；对科室而言，能提高安全核查的管理水平，增加团队凝聚力，提升病区整体形象；对病人而言，能保证病人的手术安全，提供安全优质的医疗服务。

2. 活动计划（表 3-2-8-2）

表 3-2-8-2　活动计划表

主题	日期	2022 年 1 月					2022 年 2 月				2022 年 3 月				2022 年 4 月					2022 年 5 月				2022 年 6 月			
	周数	1	2	3	4	5	1	2	3	4	1	2	3	4	1	2	3	4	5	1	2	3	4	1	2	3	4
P	主题选定																										
	计划拟定																										
	现况把握																										
	目标设定																										
	解析																										
	对策拟定																										
D	对策实施与检讨																										
C	效果确认																										
	标准化																										
A	检讨与改进																										

30%　40%　20%　10%

3. 现况把握

（1）改善前流程图（图 3-2-8-1）

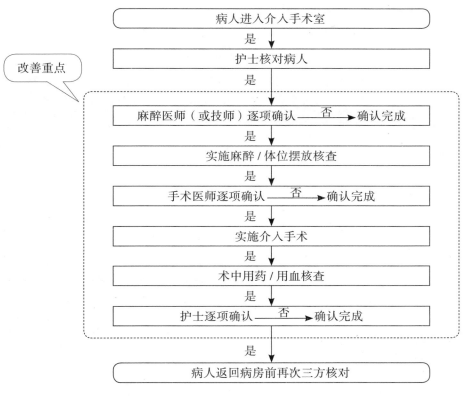

图 3-2-8-1 改善前流程图

（2）现况把握（表 3-2-8-3）

表 3-2-8-3 现况把握查检表

Who	介入手术室成员
When	2022 年 1 月 15 日—2022 年 2 月 4 日
Where	介入手术室
What	介入手术安全核查落实规范的情况
Why	提高介入手术安全核查落实规范率
How	现场调查
How many	调查介入手术共 180 例次

（3）现况把握数据收集结果

时间：2022年1月15日—2022年2月4日

方式：期间共调查介入手术共180例次，规范安全核查落实的有115例次，安全核查落实规范率=115/180×100%=63.89%。自制查检表，针对介入手术安全核查未规范落实的65例次情况进行统计，汇总如下（表3-2-8-4）：

表3-2-8-4　查检表

现况调查			
查检项目	例　次（例）	百分比（%）	累计百分比（%）
核查方式不统一	27	41.54	41.54
核查流程责任主体不清	24	36.92	78.46
医生未及时到位	6	9.23	87.69
病历不规范	5	7.69	95.38
其他	3	4.62	100.00
合计	65	100.00	/

（4）改善前柏拉图（图3-2-8-2）

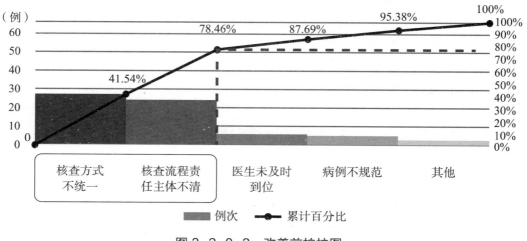

图3-2-8-2　改善前柏拉图

4. 目标设定

（1）小组能力判定

小组能力判定表见表3-2-8-5。

表3-2-8-5 小组能力判定表

序号	姓名	工作年资（A）权重40%		学历改善能力（B）权重30%		主题改善能力（C）权重30%		PDCA经验值		改善能力（%）
		工作年限	能力值	学历	能力值	改善能力	能力值	经验	能力值	
1	护士A	12	84	本科	60	3	60	5	20	89.60
2	护士B	35	100	大专	40	2	40	3	20	84.00
3	护士C	12	87	本科	60	3	60	3	15	85.80
4	护士D	9	78	大专	40	2	40	1	5	60.20
5	护士E	7	74	大专	40	2	40	1	5	58.60
6	护士F	4	68	本科	60	3	60	1	5	68.20
平均		74.40%								

成员能力值见表3-2-8-6。

表3-2-8-6 成员能力值

评分标准	工作年资（a）	学历改善能力（b）		主题改善能力（c）		合计
权重	40%	30%		30%		100%
工作年资	能力值	学历	能力值	主题改善能力	能力值	
0~5年	60~70	中专	20	1	20	
6~10年	72~80	大专	40	2	40	
11~15年	82~90	本科	60	3	60	
16~20年	92~100	硕士	80	4	80	
>20年	100	博士	100	5	100	

备注：工作年资基础分为60分，每年2分，>20年为100分。

计算公式：

改善能力 = 工作年限能力值 ×40%+ 学历改善能力 ×30%+ 主题改善能力 ×30%+PDCA经验值

PDCA 经验值：有参加 PDCA 1 次者在能力值基础上加 5 分，依次类推，最高不超过 20 分。

（2）目标设定

目标值 = 现况值 +（1- 现况值）× 改善重点 × 圈能力

=63.89%+（1-63.89%）× 78.46%×74.40%

=84.97%

改善幅度 =（目标值 - 现况值）/（现况值）

=（84.97%-63.89%）/ 63.89%×100%

= 32.99%

5. 问题解析

（1）原因分析

鱼骨图见图 3-2-8-3。

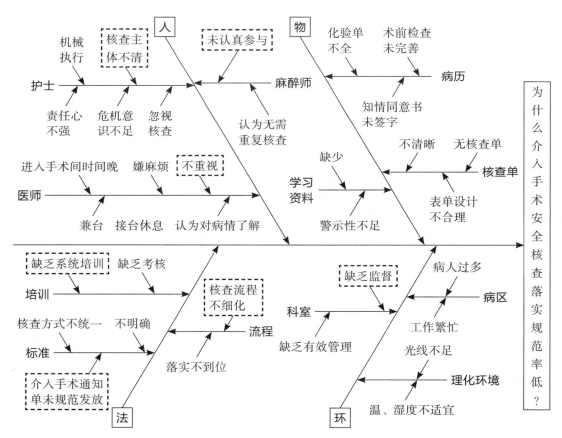

图 3-2-8-3　原因分析

要因分析见表 3-2-8-7。

表 3-2-8-7　要因分析

要因	中要因	小要因	B	C	D	E	F	G	总分	选定
人	护士	机械执行	5	3	3	1	3	3	18	
		责任心不强	3	3	5	5	3	3	22	
		核查主体不清	5	5	5	5	3	3	26	√
		忽视核查	5	3	3	1	3	3	18	
		危机意识不足	1	3	3	3	3	5	18	
	医师	不重视	5	3	5	5	3	5	26	√
		进入手术间时间晚	3	3	3	3	3	3	18	
		嫌麻烦	5	3	3	1	3	3	18	
		接台休息	5	3	3	1	3	3	18	
		兼台	1	3	3	3	3	5	18	
		认为对病情了解	5	3	3	1	3	3	18	
	麻醉师	未认真参与	5	3	5	5	3	5	26	√
		认为无需重复核查	5	3	3	1	3	3	18	
物	病历	术前检查未完善	5	3	3	1	3	3	18	
		化验单不全	5	3	3	1	3	3	18	
		知情同意书未签字	1	3	3	3	3	1	14	
	核查单	无核查单	1	3	3	3	3	5	18	
		不清晰	5	3	3	1	3	3	18	
		表单设计不合理	1	3	3	3	3	5	18	
		不形象	1	3	3	3	3	1	14	
	学习资料	警示性不足	1	3	3	3	3	1	14	
		缺少	5	3	3	1	3	3	18	
法	培训	缺乏系统培训	5	5	5	5	3	3	26	√
		缺乏考核	1	3	3	3	3	1	14	
	标准	核查方式不统一	1	3	3	3	3	5	18	
		不明确	1	3	3	3	3	1	14	
		介入手术通知单未规范发放	5	5	5	5	3	3	26	√
	流程	核查流程不细化	5	5	5	5	5	5	30	√
		落实不到位	1	3	3	3	3	1	14	
	科室	缺少监督	5	5	5	5	3	3	26	√
		缺乏有效管理	3	3	3	1	3	3	16	
	病区	病人过多	3	3	3	3	1	3	16	
		工作繁忙	1	3	3	3	3	1	14	
	理化环境	光线不足	3	3	3	1	3	5	18	
		温湿度不舒服	3	3	3	1	3	3	16	

注：圈员按照 1 分不重要、3 分一般重要、5 分非常重要进行评分，一共 6 人进行打分，最高总分为 30 分，依照"二八法则"，总分 24 分以上为主要原因

（2）真因验证

2022 年 2 月 12 日—2 月 18 日，对 7 个要因进行三现原则的真因验证，共 70 项次问题，汇总结果如下（表 3-2-8-8、图 3-2-8-4）。

表 3-2-8-8　真因验证

真因验证			
要　因	频　次（次）	百分比（%）	累计百分比（%）
介入手术通知单未规范发放	23	32.86	32.86
核查流程不细化	18	25.71	58.57
缺乏系统培训	14	20.00	78.57
护士未掌握核查时机	5	7.14	85.71
医师不重视	4	5.71	91.43
麻醉师没认真参与	3	4.29	95.71
缺少监督	3	4.29	100.00
合计	70	100.00	/

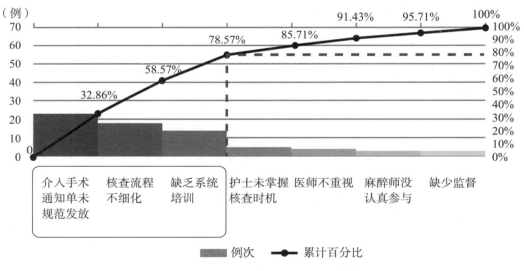

图 3-2-8-4　真因验证柏拉图

6. 对策拟定

（1）对策拟定（表3-2-8-9）

表3-2-8-9　对策拟定

问题	真因	对策方案	评价					实施计划	负责人	对策群组
			可行性	经济性	效益性	总分	选定			
提高介入手术安全核查落实规范率	介入手术通知单未规范发放	循证检索，规范了介入手术通知单的发放标准和流程	30	28	28	86	√	2022年2月26日—2023年3月25日	B	—
		根据医生需求完善原有信息系统手术通知单	30	26	26	82	√		C	
		针对手术增减幅度大、手术通知单补发不及时做了相关规定	30	28	26	84	√		D	
		由介入科手术室护士每日对核查实施情况进行抽查，及时纠错，记录问题	30	28	28	86	√		B	
		将数据汇总后进行质量分析，及时公布相关信息并改进	28	28	28	84	√		B	
		组织临床科室相关人员，统一进行通知单发放的规范化培训	20	24	24	68	×		B	

备注：针对"对策方案"，全体组员根据可行性、经济性、效益性等进行评价，优5分、一般3分、差1分，组员共6人，总分90，根据"二八法则"得分80%，即72分以上为可实行对策

（2）对策整合

对策一：规范手术通知单发放标准流程。

对策二：优化介入手术安全核查流程。

对策三：制定计划，进行规范化专项培训。

7. 对策实施与评价

针对真因的对策一、二、三（表 3-2-8-10、表 3-2-8-11、表 3-2-8-12）。

表 3-2-8-10　对策一

对策一	对策名称	规范手术通知单发放标准流程
	真因	介入手术通知单未规范发放

改善前：介入手术通知单未规范发放。 对策内容： 1. 循证检索，规范了介入手术通知单的发放标准和流程。 2. 根据医生需求完善原有信息系统手术通知单。 3. 针对手术增减幅度大、手术通知单补发不及时做了相关规定。 4. 由介入手术室护士每日对核查实施情况进行抽查，及时纠错，记录问题。 5. 将数据汇总后进行质量分析，及时公布相关信息并改进	对策实施： 负责人：B、C、D 实施时间：2022 年 2 月 26 日—2022 年 3 月 25 日 实施地点：介入手术室
对策处置： 1. 经效果确认，对策有效。 2. 改进后效果良好，予以继续实施。 3. 小组成员每日随时进行抽查考核	对策效果： 对策实施后，数据收集，介入手术安全核查落实率由改善前的 63.89% 提升至改善后的 75.00% 介入手术安全核查落实率 63.89%　　75.00% 改善前　　改善后

表 3-2-8-11　对策二

| 对策二 | 对策名称 | 优化介入手术安全核查流程 |
| | 真因 | 核查流程不细化 |

改善前：核查流程不细化 对策内容： 1. 根据《手术安全核查制度》内容和操作规范，制定适合本科室的安全核查操作流程。 2. 规范落实《手术安全核查表》。 3. 规范落实《手术风险评估单》。 4. 细化安全核查要点，把握安全核查的 3 个关键节点。 5. 组员与科内人员采用新老搭配、以老带新的模式，进行新安全核查的培训和考核	对策实施： 负责人：B、C、D 实施时间：2022 年 3 月 26 日—2022 年 4 月 15 日 实施地点：介入手术室
对策效果处置： 1. 经效果确认，对策有效。 2. 改进后效果良好，予以继续实施。 3. 护士长每日随时进行抽查和监督	对策效果： 对策实施后，数据收集，介入手术安全核查落实率由改善前的 75.00% 提升至改善后的 83.33% 介入手术安全核查落实率 75.00% 改善前　　83.33% 改善后

表 3-2-8-12　对策三

对策三	对策名称	制定计划，进行规范化专项培训
	真因	缺乏系统培训

改善前：缺乏系统培训。 对策内容： 1. 制定学习计划，组织医务人员集中培训和解读《手术安全核查制度》。 2. 通过线上线下相结合，组织学习安全核查相关知识，学习病人十大安全目标。 3. 建立介入手术安全核查学习微信群，定时在群中发送有关介入手术安全核查的最新知识和典型案例分析。 4. 定期组织医务人员互相交流各自心得。 5. 每周进行一次科内讲座，为期 3 个星期，最后进行考核	对策实施： 负责人：C、B、D 实施时间：2022 年 4 月 16 日—2022 年 5 月 6 日 实施地点：介入手术室
对策效果处置： 1. 经效果确认，对策有效。 2. 列入标准化。 3. 护士长每日随时进行抽查和监督	对策效果： 对策实施后，经过随机抽查考核，医务人员介入手术安全核查相关知识掌握率由改善前的 83.66% 提升至改善后的 90.62% 介入手术安全核查相关知识掌握率 83.66%　　90.62% 改善前　　改善后

8. 效果确认

（1）改善后查检

Who：介入手术室成员；When：2022 年 5 月 7 日—2022 年 6 月 3 日；Where：介入手术室；What：介入手术安全核查落实规范的情况；Why：提高介入手术安全核查落实规范

率；How：现场调查；How many：调查介入手术共 180 例次。

（2）改善后数据收集汇总

时间：2022 年 5 月 7 日—2022 年 6 月 3 日

方式：期间共调查介入手术共 180 例次，其中安全核查规范落实的有 165 例次，安全核查落实规范率 =165/180×100%=91.67%。自制查检表，针对介入手术安全核查未规范落实的 15 例次情况进行统计，汇总如下（表 3-2-8-13、图 3-2-8-5）。

表 3-2-8-13　改善后汇总表

效果确认			
查检项目	例　次（例）	百分比（%）	累计百分比（%）
核查方式不统一	6	40.00	40.00
核查流程责任主体不清	4	26.67	66.67
医生未及时到位	3	20.00	86.67
病历不规范	1	6.67	93.33
其他	1	6.67	100.00
合计	15	100.00	/

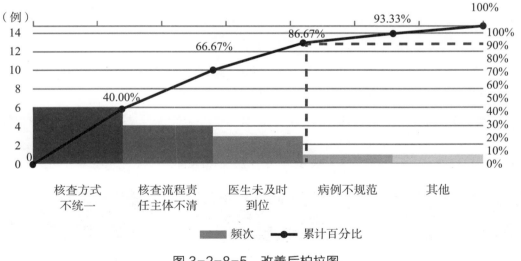

图 3-2-8-5　改善后柏拉图

改善前后柏拉图对比见图3-2-8-6。

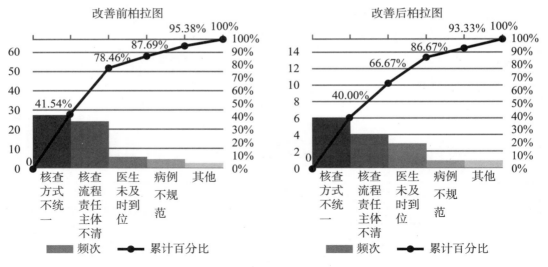

图3-2-8-6　改善前后柏拉图对比

（3）有形成果

目标达成率＝（改善后－改善前）/（改善后－目标值）×100%

　　　　　＝（91.67%-63.89%）/（84.97%-63.89%）×100%

　　　　　=131.78%

进步率＝（改善后－改善前）/改善前×100%

　　　　＝（91.67%-63.89%）/63.89%×100%

　　　　=43.48%

改善效果：经过一系列的改善措施之后，我科介入手术安全核查落实率提升至91.67%，取得了良好的成效。

（4）无形成果（表3-2-8-14、图3-2-8-7）

表3-2-8-14　成果表

内容	改善前评分（分）		改善后评分（分）		活动成长	正/负方向
	总分	平均分	总分	平均分		
团队凝聚力	15	2.5	22	3.7	1.2	↑
责任心	16	2.7	20	3.3	0.7	↑
解决能力	17	2.8	20	3.3	0.5	↑
PDCA手法	14	2.3	18	3.0	0.7	↑

内容	改善前评分（分）		改善后评分（分）		活动成长	正/负方向
	总分	平均分	总分	平均分		
自信心	16	2.7	19	3.2	0.5	↑
沟通协调	15	2.5	19	3.2	0.7	↑
和谐度	15	2.5	20	3.3	0.8	↑
积极性	14	2.3	21	3.5	1.2	↑

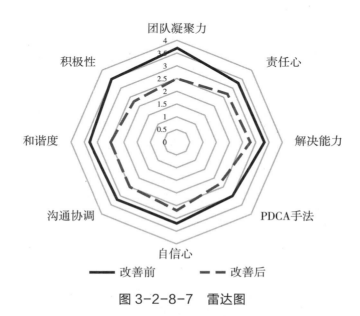

图 3-2-8-7　雷达图

9. 标准化

形成标准化作业书（表 3-2-8-15）

表 3-2-8-15　标准化作业书

编号	标准规范	制定/修订
2022PDCA-001	介入手术安全核查流程图	修订
2022PDCA-002	规范落实"手术安全核查表"核对流程	修订
2022PDCA-003	规范落实"手术风险评估单"评估流程	修订
	制表人：B　　制表时间：2022-6-18	

10. 检讨与改进（表3-2-8-16）

表3-2-8-16　检讨与改进

活动项目	优点	缺点或今后努力方向
主题选定	根据科室实际情况发现问题，选出的主题与临床工作息息相关，迫切需要解决	选定主题在切合实际的基础上，力求多发现别人没有发现的新问题
活动计划选定	按组能力拟定可行性计划，成员能够按计划、分工认真实施	突破固有思维模式，活用PDCA手法
现况把握	详细整理资料，收集数据	资料跨度较小，不够全面
目标设定	成员设定的目标符合实际，具有可行性	更加细化目标，争取努力做到能力决定目标，目标带动能力
解析	PDCA手法运用得当，深入分析	加强PDCA和专业学习，提高成员的洞察力，改善成员的分析能力
对策拟定	群策群力，对策性强	对策涉及面广，个别对策超出能力
对策实施与检讨	对制定的对策，成员都能积极实施，发现问题及时反馈检讨	少数难以完成的对策，寻找可替代的解决方法
效果确认	活动过程，成员认真分析统计，达成预期目标	成绩不是100%，可以做得更好
标准化	将过程中的关键点制订成标准化流程，便于推广实施	标准不是一成不变的，日常工作中要针对性的灵活运用，不断完善
运作情形	成员都能积极参加圈活动，工作中主动落实圈计划，互帮互助	活动基本上是利用成员的业余时间，充分体现了团队精神和成员积极性
残留问题	PDCA学习运用欠灵活，知识掌握不够，团队精神不够，取得的良好效果，还需要继续维持一段时间	

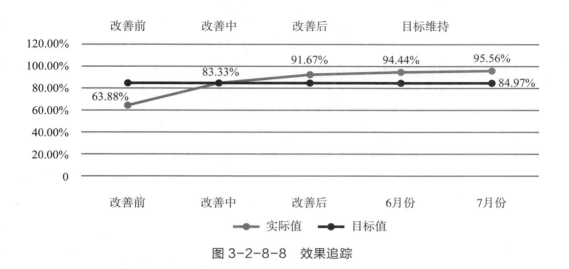

图 3-2-8-8　效果追踪

九　降低股动脉穿刺处出血性并发症的发生率

1. 主题选定

（1）背景

随着介入放射学科的不断发展，介入技术以其定位准确、安全性高、创伤小、术后恢复快、治疗效果确切等优势获得越来越多的肯定。据美国心血管及介入放射学会统计，超过85%的血管介入治疗穿刺部位为股动脉。然而股动脉穿刺术后会伴随着一系列并发症的发生，其中出血性并发症的发生率高达 10%，包括穿刺部位渗血、皮下淤血、皮下血肿、假性动脉瘤形成、腹膜后血肿，甚至死亡，直接导致治疗费用的增加、住院天数的延长、病人满意度及舒适度的降低。有研究表明，严重的出血会引起病人死亡率明显上升，并且对远期预后产生严重的不良影响。

6σ 管理是一套系统的、集成的业务改进方法体系，是旨在持续改进业务流程，实现顾客满意的管理方法。通过对现有进程进行过程界定、测量、分析、改进、控制——简称 DMAIC 流程，消除过程缺陷和无价值作业，从而提高质量和服务、降低成本、增强组织竞争力（图 3-2-9-1）。6σ 管理最初应用于制造业，摩托罗拉公司在实施 6σ 的十年间，创造了累计 140 亿美元的收益，此后，6σ 迅速被世界 500 强企业，诸如福特、3M、三星、西门子、微软等公司关注和接受。其对缺陷近乎苛刻的要求与我们医疗行业零差错的理念不谋而合，因此也被广泛应用于医疗卫生行业，近年来，6σ管理在临床护理质量改进中的作用日益凸显。

6σ管理标准流程包括5大部分，共同组成一个质量持续改进的闭环流程（图3-2-9-1），分别为：

界定（define）：明确问题，明确项目目标，测算预期及确定项目核心团队成员。

测量（measure）：收集数据，准确把握问题现状，明确主题现在处于什么样的状态。

分析（analyze）：以收集到的数据为基础，界定问题"有什么特征"，增加对过程和问题的理解，进而识别问题的原因，同时设定改善要达到的目标。

改进（improve）：从分析结果中，形成针对根本原因的最佳解决方案，并验证这些方案是有效的。

控制（control）：确保改革成果得以持续，对工作方式形成长期影响并加以保持，避免回到旧的习惯和程序。

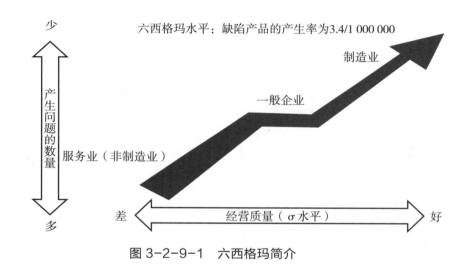

图3-2-9-1　六西格玛简介

（2）本期持续质量改进主题

关注客户的需求，作为医疗单位，我们需要收集病人的心声（VOC），但是100个病人会有100个想法，存在很大差异，因此，我们必须将病人的需求转化为可测量的指标，在6σ管理体系中被称为关键质量特性（critical to quality，CTQ）的，对护理质量起决定性影响的因素（6σ管理见（四）背景介绍）。我们收集了病人的需求，总结出病人的需求主要集中在四个方面：分别是缩短住院时间减少花费、尽早下床活动、尽快完成检查、增加陪护，并将其转化为可测量的指标，通过科室头脑风暴，结合科室工作中对病人的了解，对应为如下四个方面，即降低并发症发生率、加快周转、提高病人满意度、增进病人舒适度。通过质量功能展开表（quality function deployment，QFD），进行打分（9=直接强相关；3=直接相关；1=不直接），得出权重最高的为降低并发症发生率，即为本次活动需要改善的主题（表3-2-9-1）。

表 3-2-9-1　关键质量特性

VOC	权重	降低并发症	加快周转	病人满意	病人舒适
缩短住院时间，减少花费	29	9	3	1	
尽早下床活动	11			3	9
尽快检查	8		9	3	1
增加陪护	5	1		9	3
合计		266	159	131	122

（3）衡量指标

股动脉穿刺处出血性并发症发生率。

$$\text{股动脉穿刺术后出血性并发症发生率} = \frac{\text{同期经股动脉穿刺发生穿刺部位出血性并发症例次数}}{\text{统计周期内股动脉穿刺总例次数}} \times 100\%$$

（4）主题定义

经过查阅文献并结合科室具体情况，将股动脉穿刺处出血性并发症定义为：经彩超确认的穿刺处假性动脉瘤；经彩超确认的穿刺处血肿；经 CT 确认的腹膜后出血；大面积皮下淤血（最大直径 ≥ 3 cm）；渗血：拆除绷带后有新鲜血液渗出。

（5）选题理由

股动脉是血管内介入手术最常用的穿刺部位。超过 85% 的血管介入治疗穿刺部位为股动脉。然而股动脉穿刺术后会伴随着一系列并发症的发生：出血性并发症的发生率高达 10%，其中穿刺部位渗血、出血、皮下血肿发生率约为 2.1%~8.9%；假性动脉瘤形成发生率约为 1%~7%；腹膜后血肿 0~0.5%，直接导致治疗费用增加、住院天数延长、病人满意度及舒适度降低。有研究表明，严重出血会引起病人死亡率明显上升，并且对病人的远期预后产生严重的不良影响。

2. 活动计划

课题组共同拟定了明确的计划表（表 3-2-9-2），将 DMAIC 流程步骤分解，责任具体到人，便于计划落实。

表 3-2-9-2　项目计划表

阶段	任务	责任人	计划时间
D	项目梳理		2021年5月第3周
D	确定 CTQ		2021年5月第4周
D	确定目标		2021年6月第1周
D	组建团队		2021年6月第2周
D	确定立项表		2021年6月第3周
M	现况分析	孙晓桢、景毅鹏、张群	2021年6月第4周
M	流程图分析		2021年6月第5周
M	统计方法论证		2021年7月第1周
M	数据收集与处理		2021年8月
A	数据录入		2021年9月第1周
A	关键因素分析		2021年9月第4周
A	阶段评审		2021年10月第3周
I	方案设计		2021年10月第4周
I	标准流程形成		2021年11月第2周
I	方案实施		2021年12月—2022年2月
C	效果确认		2022年3月第1周
C	成果控制		2022年3月第2周

（1）现况介绍

回顾性分析 1 476 例经股动脉入路行血管介入手术的病人，其中发生穿刺处出血性并发症共 148 例，包括皮下淤血、渗血、皮下血肿及假性动脉瘤，总体发生率为 10.02%（图 3-2-9-2）。

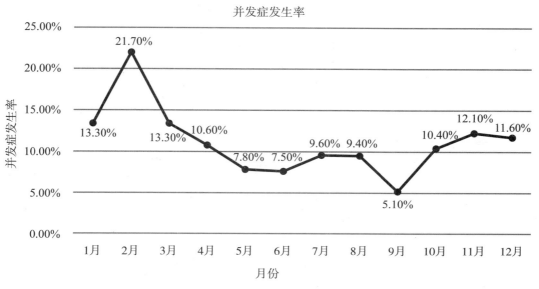

图 3-2-9-2　2021 年股动脉穿刺处出血性并发症发生率

其中皮下淤血占 53%，皮下血肿占 32%，假性动脉瘤占 12%，渗血 3%（图 3-2-9-3）。

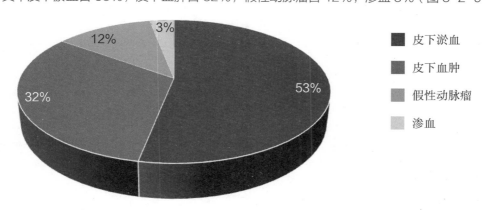

图 3-2-9-3　不同类型出血性并发症所占比例

（2）与主题相关的工作流程图

把目前经股动脉入路神经介入手术围手术期护理流程细化分解（图3-2-9-4）。

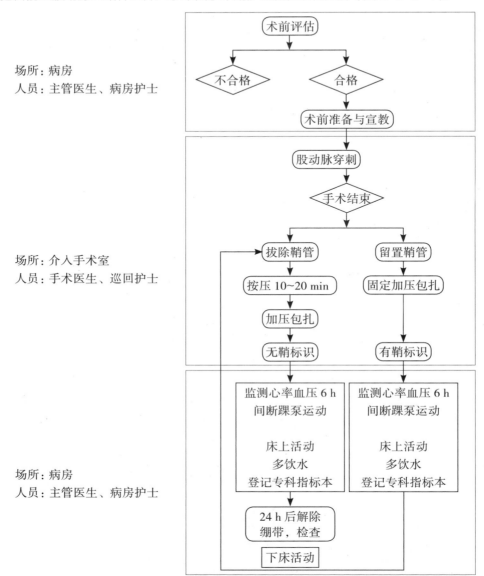

图3-2-9-4　改进前神经介入手术围手术期护理流程

（3）数据收集

收集病人一般资料、介入手术相关资料及实验室检查。一般资料包括：年龄、性别、BMI、吸烟史、高血压及用药情况、糖尿病及用药情况、心脏病及用药情况、病史、住院天数及抗凝/抗血小板聚集相关药物使用情况；介入手术相关资料包括：是否首次穿刺成功、鞘管尺寸、手术时长、包扎方式、麻醉方式、术后烦躁情况；实验室检查：凝血六项、HbA1c、肝功能及肾功能。

4. 目标设定

（1）目标值设定

目前出血性并发症总体发生率为 10.02%，即百万个机会中有 25 067 个缺陷（≈ 3.5σ）；将目标设定为：将出血性并发症发生率降至 5%。

（2）设定理由

百万机会缺陷数（DPMO）= 总的缺陷数 /（抽取的单位产品数 ×4）×106，1 476 例股动脉穿刺病人中有 148 个并发症，则 DMPO=25 067，即百万个机会中有 25 067 个缺陷 ≈ 3.5σ。一般来说，过程能力达到 3σ 以上，目标应该定在现有瑕疵率的一半左右。不到 3σ 时，需要把目标定在 1%。因此将改善目标定为：将出血性并发症发生率降至 5%。

5. 问题解析

（1）两组病人临床资料单因素分析

对两组病人各项临床资料进行单因素分析，结果显示：性别、糖尿病、降糖药使用、抗凝药物应用、烦躁、BMI、HbA1c、鞘管尺寸、手术时间、肌酐、凝血酶原时间、凝血酶原时间活动度，差异有统计学意义（$P < 0.05$）（表 3-2-9-3）。

表 3-2-9-3　研究对象一般资料比较

项目		对照组（n=155）	并发症组（n=60）	检验值	P 值
性别（例，%）	男	74（47.7）	13（21.7）	12.208	0.000
	女	81（52.3）	47（78.3）		
糖尿病（例）		25（16.1）	25（41.7）	15.806	0.000
降糖药使用（例）		27（17.4）	22（36.7）	9.107	0.003
抗凝/抗聚药物使用（例）		111（71.6）	57（95）	13.851	0.000
烦躁（例）		3（1.9）	5（8.3）	4.942	0.026
BMI（kg/m²）		21.25 ± 2.70	23.73 ± 2.38	−6.25	0.000
HbA1c（%）		5.98 ± 1.25	7.17 ± 1.95	−4.421	0.000
凝血酶原时间（s）		10.39 ±0.84	10.03 ±0.90	2.799	0.006
凝血酶原时间活动度（%）		110.13 ±14.86	118.87 ±23.14	−2.717	0.008
肌酐（μmol /L）		60.93 ±15.90	55.20 ±15.57	2.385	0.018
鞘管尺寸（F）		5.19 ±0.56	5.47 ±0.93	−2.184	0.032
手术时间（min）		42.26 ±22.72	63.32 ±39.45	−3.893	0.000

（2）二元多因素 logistic 回归分析

经单因素分析筛选后，进入二元多因素 logistic 回归分析模型。logistic 回归结果显示：BMI、HbA1c 和手术时间、性别、抗凝/聚药物的使用是出血性并发症的独立危险因素（$P < 0.05$），进入回归模型（表 3-2-9-4）。

表 3-2-9-4　多因素 logistic 回归分析

风险因素	回归系数	Wald X^2	P	OR 值	95% CI	
性别	−2.438	14.847	0.000	0.09	0.025	0.302
BMI	0.552	30.104	0.000	1.736	1.462	2.115
HbA1c	0.574	5.681	0.017	1.775	1.107	2.845
凝血相关药物使用	−2.506	8.329	0.004	0.082	0.015	0.448
手术时间	0.031	9.721	0.002	1.031	1.012	1.052
常量	−9.184	0.770	0.38	0.000	−	−

（3）出血风险评分表的构建

参考 Framingham Heart Study 的冠心病 10 年风险预测评分工具采用的方法，将各个危险因素进行分层，构建出血风险评分表（表 3-2-9-5）。

表 3-2-9-5　股动脉穿刺处出血性并发症风险评分表

风险因素	回归系数（βi）	分组	分值
性别	−2.438	男	0
		女	2
BMI（kg/m²）	0.552	< 18.5	−2
		18.5~23.9	0
		24~27.9	2
		≥ 28	4
HbA1c（%）	0.574	4.0~5.9	0
		6.0~7.9	1
		8.0~9.9	2
		≥ 10	3
抗凝药物	−2.506	否	0
		是	2

风险因素	回归系数（βi）	分组	分值
手术时间（h）	.031	< 60	−1
		60~79	0
		80~119	1
		≥ 120	2

（4）预测性能的验证

① 评分表总分为 −3-13 分，我们验证了临界值为 3 分、4 分、5 分、6 分时的预测性能（表 3-2-9-6），当临界值设置为 4 分和 5 分时，灵敏度和特异度均较高。

表 3-2-9-6　不同临界值预测性能验证

临界值	灵敏度	特异度
3 分	100.0%	—
4 分	88.3%	83.9%
5 分	83.3%	92.3%
6 分	—	100.0%

② 为了确定最佳临界值，我们又进一步使用 ROC 曲线来进行比较。当临界值为 5 分时，ROC 曲线线下面积（AUC）为 0.878（图 3-2-9-5），$P < 0.001$，95% CI: 0.818~0.938。该风险评分表灵敏度为 83.3%，特异度为 92.3%，阳性预测值 80.6%，阴性预测值 93.5%。预测性能最好。

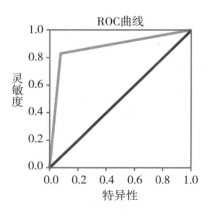

图 3-2-9-5　临界值为 5 分时，ROC 曲线线下面积（AUC）

6. 对策实施与评价

（1）电子评估系统的建立

制定风险评分表使用说明，对每一因素所涉及的计算方法、标准进行详细解释说明。电脑端建立电子风险评分表，逐一勾选风险因素后自动生成总评分，空项或数据明显异常时弹窗提醒。根据评分结果生成风险程度：如＜5分为低危，≥5分为高危，根据结果悬挂风险标识。

（2）护士的同质化培训

由项目负责人对6σ团队成员（病房护士）进行培训，对评分表各项内容进行详细解释说明，统一评估细则、评估流程。组织6σ团队成员对病房护士和手术室护士进行统一培训后，进行一对一指导，详细解答疑问之处，使其掌握评分表的使用方法。培训后进行现场考核，考核合格的授权对病人进行评分。严格执行病房护士和手术室护士各自应负责的评估节点及相关措施的执行。

（3）形成围手术期护理标准化流程（图3-3-9-6）。

结果显示：2021年，神经介入科病区（2）行股动脉入路脑血管介入手术的病人共1 876例，其中发生穿刺处出血性并发症共78例，发生率为4.16%；满意度由94.89%提高至97.69%（P＜0.05）。

7. 标准化

6σ是重视过程的活动，即使条件发生变化，曾经研究过的过程都会成为可积累的财富。当条件发生变化，只需要修改数据重新考虑一次，因为有之前数据积累，过程会更加容易，通过追加新要素，准确度变得更高。通过本次活动，形成新的标准化工作流程，并按照新的流程坚持执行下去。纳入专科指标进行管理，专员每周通报完成情况。一级质控组成员全程监督质控，保证质量。

8. 检讨与改进

通过6σ管理标准流程中分析这一步骤可以看出，出血性并发症的相关因素有很多，我们在解决了主要问题之后，还存在其他问题，而6σ管理强调持过程改进，通过DMAIC多轮闭合改进系统层层把控，当主要矛盾解决后，次要矛盾变为主要矛盾，层层递进，最终将不利因素全部消除。本研究中，首轮我们主要改进制动时间不足的缺陷，当本轮改进完成，我们继续进行DMAIC标准流程，寻找下一个主要缺陷，直至将所有引起出血性并发症的缺陷完全消除，达到零缺陷的完美要求，这也是下一阶段的工作重点和努力方向。

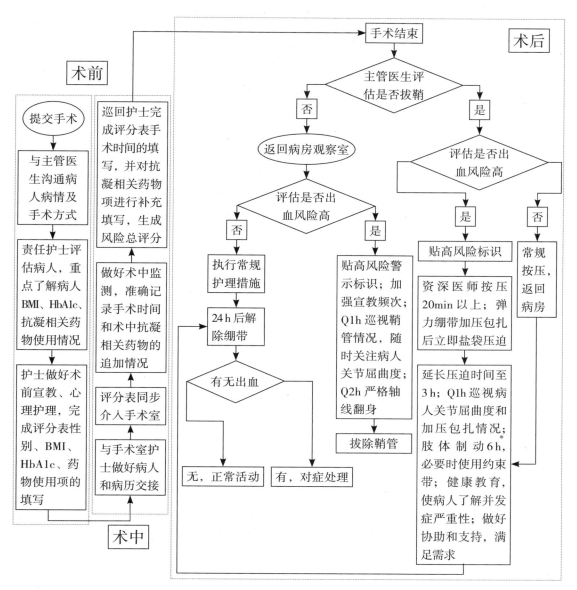

图 3-3-9-6　围手术期标准化护理流程形成

第四章

介入护理质量指标

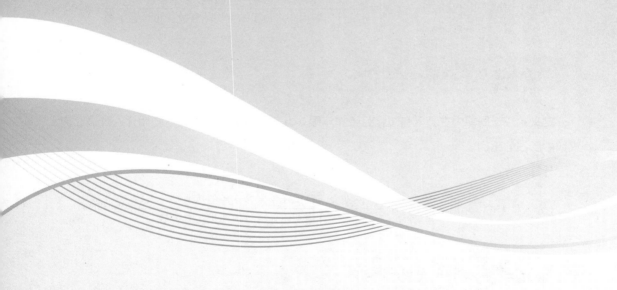

第一节　结构指标

一　介入护理人力资源配置

1. 介入科病房床护比

定义：统计周期内，介入科病房执业护士人数与同期介入科病房实际开放床位数的比。

计算方法：

$$介入科病房床护比 = \frac{同期介入科病房执业护士人数}{统计周期内介入科实际开放床位（台）数} \times 100\%$$

2. 介入科手术室护士与手术床（台）比

定义：统计周期内介入科手术室执业护士人数与同期介入科手术室实际开放床位（台次）数的比。

计算方法：

$$介入科手术室护士与手术床（台）比 = \frac{同期介入科手术室执业护士人数}{统计周期内介入科手术室实际开放床位（台）数} \times 100\%$$

3. 介入科工作 5 年以上护士占比

定义：统计周期内在介入科工作且工作年限 > 5 年的执业护士人数在同期介入科执业护士人数中所占的比例。

计算方法：

$$介入科工作 5 年以上护士占比 = \frac{同期介入科工作年限 > 5 年的执业护士人数}{统计周期内介入科执业护士总人数} \times 100\%$$

4. 每住院病人 24 h 平均护理时数

定义：统计周期内介入科执业护士实际上班小时数与同期介入科住院病人实际占用床日数的比。

计算方法：

$$每住院病人\,24\,h\,平均护理时数 = \frac{同期介入科执业护士实际上班小时数}{统计周期内介入科住院病人实际占用床日数} \times 100\%$$

二　专科培训及考核

介入专科知识和技术培训月均课时数

定义： 介入专科知识与技术培训月均课时数。

计算方法：

$$介入专科知识和技术培训月均课时数 = \frac{同期介入专科知识与技术培训的总课时数}{统计周期内包含的月数}$$

第二节 过程指标

一 介入护理规范落实

1. 介入围手术期水化落实率

定义：统计周期内，按规范落实水化治疗的例次数占同期介入住院病人需行水化治疗的总例次数的比例。

计算方法：

$$介入围手术期水化落实率 = \frac{同期病人按规范落实水化治疗的例次数}{统计周期内介入住院病人需行水化治疗的总例次数} \times 100\%$$

2. 胸痛病人介入手术 DTB 时间（＜90 min）达标率

定义：统计周期内胸痛行急诊冠脉介入手术病人从进入急诊室大门到 PCI 介入手术球囊扩张（door-to-balloon，DTB）时间（＜90 min）的例次数占同期胸痛行急诊冠脉介入手术总例数的比例。

计算方法：

$$胸痛病人介入手术 DTB 时间（＜90 min）达标率 = \frac{同期胸痛行急诊冠脉介入手术 DTB 时间（＜90min）的例次数}{统计周期内胸痛行急诊冠脉介入手术总例次数} \times 100\%$$

3. 脑卒中病人介入手术 DTP 时间（＜90 min）达标率

定义：统计周期内脑卒中行急诊介入手术病人从进入急诊室大门到血管穿刺成功（door-to-puncture，DTP）时间（＜90 min）的例数占同期脑卒中急诊介入手术总例数的比例。

计算方法：

$$脑卒中病人介入手术 DTP 时间（＜90 min）达标率 = \frac{同期脑卒中行急诊介入手术 DTP 时间（＜90 min）的例次数}{统计周期内脑卒中急诊介入手术总例次数} \times 100\%$$

4. 脑卒中病人吞咽功能评估执行率

定义：统计周期内脑卒中病人首次进食前吞咽功能评估（洼田饮水试验评估量表）人数占同期内脑卒中病人总人数的比例。

计算方法：

$$\text{脑卒中病人吞咽功能评估执行率} = \frac{\text{同期脑卒中患者首次进食前吞咽功能评估人数}}{\text{统计周期内脑卒中病人总人数}} \times 100\%$$

5. 脑卒中病人吞咽康复规范化护理落实率

定义：统计周期内进行规范化的吞咽康复护理的脑卒中病人总人数占同期内存在吞咽功能障碍脑卒中住院病人总人数的比例。

计算方法：

$$\text{脑卒中病人吞咽康复规范化护理落实率} = \frac{\text{同期进行规范化的吞咽康复护理的脑卒中病人总人数}}{\text{统计周期内存在吞咽功能障碍的脑卒中住院病人总人数}} \times 100\%$$

6. 深静脉血栓形成规范预防率

定义：统计周期内，介入科住院病人实施深静脉血栓形成预防措施规范例次数占同期抽查的所有介入科住院病人深静脉血栓形成预防措施总例次数的比例。

计算方法：

$$\text{深静脉血栓形成规范预防率} = \frac{\text{同期介入科住院病人深静脉血栓形成预防措施规范例次数}}{\text{统计周期内抽查的所有介入科住院病人深静脉血栓形成预防措施总例次数}} \times 100\%$$

7. 下肢缺血性疾病患肢护理评估规范执行率

定义：统计周期内下肢缺血性疾病患肢护理评估规范执行总例次数占同期查检的下肢缺血性疾病患肢护理评估总例次数的比例。

计算方法：

$$\text{下肢缺血性疾病患肢护理评估规范执行率} = \frac{\text{同期下肢缺血性疾病患肢护理评估规范执行总例次数}}{\text{统计周期内查检的下肢缺血性疾病患肢护理评估总例次数}} \times 100\%$$

8. 低分子肝素皮下注射规范执行率

定义：统计周期内低分子肝素皮下注射规范执行总例次数占同期内查检的低分子肝素皮下注射的总例次数的比例。

计算方法：

$$\text{低分子肝素皮下注射规范执行率} = \frac{\text{同期低分子肝素皮下注射规范执行总例次数}}{\text{统计周期内查检的低分子肝素皮下注射的总例次数}} \times 100\%$$

9. PTCD 引流管护理规范执行率

定义：统计周期内经皮肝穿刺胆道引流（percutaneous transhepatic cholangial drainage，PTCD）管护理规范执行的例次数占同期内所有 PTCD 引流管护理总次数的比例。

计算方法：

$$\text{PTCD 引流管护理规范执行率} = \frac{\text{同期 PTCD 引流管护理规范执行的例次数}}{\text{统计周期内所有 PTCD 引流管护理总次数}} \times 100\%$$

10. 疼痛评估正确率

定义：统计周期内正确评估疼痛的病人人数占同期内疼痛病人总人数的比例。

计算方法：

$$\text{疼痛评估正确率} = \frac{\text{同期正确评估疼痛的病人数}}{\text{统计周期内疼痛病人总人数}} \times 100\%$$

11. 介入病人术前压力性损伤风险评估执行率

定义：统计周期内执行介入病人术前压力性损伤风险评估例次数占同期介入手术总例次数的比例。

计算方法：

$$\text{介入病人术前压力性损伤风险评估执行率} = \frac{\text{同期执行介入病人术前压力性损伤风险评估例次数}}{\text{统计周期内介入手术总例次数}} \times 100\%$$

12. 病人辐射防护措施落实率

定义：统计周期内行放射性治疗的病人辐射防护措施落实人数占同期内行放射性治疗的病人总人数的比例。

计算方法：

$$病人辐射防护措施落实率 = \frac{同期行放射性治疗的病人辐射防护措施落实人数}{统计周期内行放射性治疗的病人总人数} \times 100\%$$

二　介入手术术中管理

1. 介入术中化疗药物配制规范执行率

定义：统计周期内化疗药物规范配制的例数占同期内行介入手术需配制化疗药物的总例数的比例。

计算方法：

$$介入术中化疗药物配制规范执行率 = \frac{同期化疗药物规范配制的例数}{统计周期内行介入手术需配制化疗药物的总例数} \times 100\%$$

2. 介入术中肝素钠配制规范执行率

定义：统计周期内介入术中肝素钠规范配制的例数占同期内行介入手术需配制肝素钠的总例数的比例。

计算方法：

$$介入术中肝素钠配制规范执行率 = \frac{同期介入术中肝素钠规范配制的例数}{统计周期内行介入手术需配制肝素钠的总例数} \times 100\%$$

3. 手术安全核查正确执行率

定义：统计周期内手术安全核查正确执行例次数占同期核查总例次数的比例。

计算方法:

$$手术安全核查正确执行率 = \frac{同期手术安全核查正确执行例次数}{统计周期内核查总例次数} \times 100\%$$

4. 防护用品规范使用率

定义:统计周期内防护用品规范使用的介入手术总数占同期内查检的介入手术总数的比例。

计算方法:

$$防护用品规范使用率 = \frac{同期防护用品规范使用的介入手术总数}{统计周期内查检的介入手术总数} \times 100\%$$

5. 术中病人压力性损伤预防护理规范落实率

定义:统计周期内术中病人压力性损伤预防护理规范落实例次数占同期介入手术病人压力性损伤评估为高风险病人总例次数的比例。

计算方法:

$$术中病人压力性损伤预防护理规范落实率 = \frac{同期术中病人压力性损伤预防护理规范落实例次数}{统计周期内介入手术病人压力性损伤评估为高风险病人总例次数} \times 100\%$$

第三节　结果指标

一　介入病人并发症监测

1. 介入手术病人窒息 / 误吸发生率

定义：统计周期内介入手术病人发生窒息 / 误吸的例次数占同期介入手术总数的比例。

计算方法：

$$介入手术病人窒息 / 误吸发生率 = \frac{同期所有介入手术病人发生窒息 / 误吸的例次数}{统计周期内介入手术总例数} \times 100\%$$

2. PTCD 带管病人管周刺激性皮炎发生率

定义：统计周期内介入科行 PTCD 带管病人发生管周刺激性皮炎的总例数占同期内介入科行 PTCD 带管病人总人数的比例。

计算方法：

$$PTCD 带管病人管周刺激性皮炎发生率 = \frac{同期介入科行 PTCD 带管病人发生管周刺激性皮炎的总例数}{统计周期内介入科行 PTCD 带管病人总人数} \times 100\%$$

3. 低分子肝素皮下注射皮下出血发生率

定义：统计周期内低分子肝素皮下注射发生皮下出血例次数占同期内行低分子肝素皮下注射的总例次数的比例。

计算方法：

$$低分子肝素皮下注射皮下出血发生率 = \frac{同期低分子肝素皮下注射发生皮下出血总例次数}{统计周期内行低分子肝素皮下注射的总例次数} \times 100\%$$

二 介入病人不良事件监测

1. 介入术后压力性损伤发生率

定义：统计周期内所有介入病人术后发生压力性损伤的总例数占同期内所有介入手术总例数的比例。

计算方法：

$$\text{介入术后压力性损伤发生率} = \frac{\text{同期所有介入病人术后发生压力性损伤的总例数}}{\text{统计周期内介入手术总例数}} \times 100\%$$

2. 介入术后引流管非计划拔管发生率

定义：统计周期内介入科病人介入术后引流管非计划拔管发生次数占同期介入科留置引流管的住院病人总数的比例。

计算方法：

$$\text{介入术后引流管非计划拔管发生率} = \frac{\text{同期介入科病人介入术后引流管非计划拔管发生次数}}{\text{统计周期内介入科留置引流管的住院病人总数}} \times 100\%$$

3. 急性缺血性脑卒中病人围手术期 DVT 发生率

定义：统计周期内急性缺血性脑卒中病人围手术期发生 DVT 总人数占同期内急性缺血性脑卒中病人总人数的比例。

计算方法：

$$\text{急性缺血性脑卒中病人围手术期 DVT 发生率} = \frac{\text{同期急性缺血性脑卒中病人围手术期发生 DVT 总人数}}{\text{统计周期内急性缺血性脑卒中病人总人数}} \times 100\%$$

三 病人满意度调查

介入病人对围手术期护理的满意度

定义：统计周期内被调查介入科住院病人满意的条款数占同期调查条款总数的比例。

计算方法：

$$\text{介入病人对围手术期护理的满意度} = \frac{\text{同期被调查介入科住院病人满意的条款数}}{\text{统计周期内调查条款总数}} \times 100\%$$

参考文献

［1］Liu X Y. The global burden of depressive disorder from 1990 to 2019: A systematic analysis for the global burden of disease study 2019［J］. Lancet, 2020 Oct 17, 396(10258):1204-1222.

［2］Li X J, Ohlsson H, Ji J G, et al. Epidemiology of familial aggregation of venous thromboembolism［J］. Seminars in Thrombosis and Hemostasis, 2016, 42(8): 821-832.

［3］徐晓峰，杨媛华，翟振国，等. 内科重症监护病房中深静脉血栓的发病情况及危险因素分析［J］. 中华流行病学杂志，2008，29（10）：1034-1037.

［4］Kelly J, Rudd A, Lewis R, et al. Venous thromboembolism after acute stroke［J］. Stroke, 2001, 32(1): 262-267.

［5］Kahn S R, Lim W, Dunn A S, et al. Prevention of VTE in nonsurgical patients: Antithrombotic therapy and prevention of thrombosis, 9th Ed: American college of chest physicians evidence-based clinical practice guidelines［J］. Chest, 2012, 141(2 Suppl): e195S-e226S.

［6］Liew N C, Alemany G V, Angchaisuksiri P, et al. Asian venous thromboembolism guidelines: Updated recommendations for the prevention of venous thromboembolism［J］. International Angiology, 2017, 36(1):1-20.

［7］郭家幸，孙官文，包呼和，等. 胫骨横向骨搬移治疗慢性下肢缺血性疾病的 Meta 分析［J］. 重庆医学，2022，51（3）：485-490.

［8］Gerhard-Herman M D, Gornik H L, Barrett C, et al. 2016 AHA/ACC guideline on the management of patients with lower extremity peripheral artery disease: Executive summary: A report of the American college of cardiology/american heart association task force on clinical practice guidelines［J］. Circulation,2017,135(12): e686-e725.

［9］Aboyans V, Ricco J B, Bartelink M L E L, et al. 2017 ESC Guidelines on the Diagnosis and Treatment of Peripheral Arterial Diseases, in collaboration with the European Society for Vascular Surgery (ESVS)［J］. Revistra Espanola de Cardiologia,2018,71(2): 111.

［10］袁丁，赵纪春，马玉奎，等. 2017 年 ESC 外周动脉疾病诊断治疗指南解读：下肢动脉疾病篇［J］. 中国循证医学杂志，2017，17（12）：1381-1387.

［11］McNally M M, Univers J. Acute limb ischemia［J］. Surgical Clinics of North America, 2018, 98(5): 1081-1096.

［12］中国医师协会放射性粒子治疗技术专家委员会，中国抗癌协会肿瘤微创治疗专业委员会粒子治疗分会．放射性粒子植入治疗技术管理规范（2017年版）［J］．中华医学杂志，2017，97（19）：1450-1451.

［13］中国抗癌协会肿瘤微创治疗专业委员会粒子治疗分会．放射性 ^{125}I粒子病房辐射防护管理标准专家共识［J］．中华医学杂志，2017，97（19）：1455-1456.

［14］国家卫生和计划生育委员会．低能 γ 射线粒籽源植入治疗放射防护要求与质量控制检测规范：GBZ 178—2014［S］．北京：中国标准出版社，2014.

［15］中华医学会呼吸病学分会肺栓塞与肺血管病学组，中国医师协会呼吸医师分会肺栓塞与肺血管病工作委员会，全国肺栓塞与肺血管病防治协作组．肺血栓栓塞症诊治与预防指南［J］．中华医学杂志，2018，98（14）：1060-1087.

［16］中国医师协会介入医师分会，中华医学会放射学分会介入专业委员会，中国静脉介入联盟．下肢深静脉血栓形成介入治疗规范的专家共识（第2版）［J］．中华医学杂志，2018，98（23）：1813-1821.

［17］Ha C P, Rectenwald J E. Inferior vena cava filters: Current indications, techniques, and recommendations［J］. The Surgical Clinics of North America, 2018, 98(2): 293-319.

［18］中国静脉介入联盟，中国医师协会介入医师分会外周血管介入专业委员会．抗凝剂皮下注射护理规范专家共识［J］．介入放射学杂志，2019，28（8）：709-716.

［19］盛洁，姚慧．六西格玛管理在降低低分子肝素皮下注射出血率中的应用［J］．天津护理，2020，28（4）：473-475.

［20］齐丹青，姚济荣，杜汉萍，等．预见性护理降低股动脉穿刺点局部血肿发生率的研究［J］．介入放射学杂志，2014，23（6）：539-541.

［21］黄文莉．数字减影血管造影术后动脉压迫止血器与传统压迫止血方法效果观察［J］．护理研究，2008，22（14）：1282-1283.

［22］孙皓，范剑．改良股动脉压迫止血方法的临床观察［J］．实用医院临床杂志，2016，13（3）：179.

［23］黄慧雯．全脑血管造影术后使用动脉压迫器止血方法及护理［J］．世界临床医学，2015，9（12）：172.

［24］童为燕，吴文俊，秦杰．经皮股动脉穿刺术后两种穿刺点压迫止血方法的效果对比［J］．中国临床神经外科杂志，2019，24（7）：419-421.

［25］张锐，尤国美．肝动脉化疗栓塞术后穿刺点压迫止血方法研究进展［J］．护理与康复，2018，17(8)：42-44.

［26］逄锦，柏晓玲，楼婷，等．基于安全核查的急诊PCI术前护理现状调查分析［J］．介入放射学杂志，2018，27（5）：486-488.

［27］医疗质量安全核心制度之手术安全核查制度［J］.中国卫生质量管理，2018，25（5）：24.

［28］中国医院协会患者安全目标（2019 版）[J］.中国卫生，2019（12）：57-58.

［29］Day K, Soderman M. Preoperative time-out communication process［J］. Journal of PeriAnesthesia Nursing, 2018, 33(4): e11.

［30］郭玮，司炳祥，任帮玲，等．提高手术安全核查规范执行率［J］.中国卫生质量管理，2018，25（5）：84-88.

［31］Tsetis D. Endovascular treatment of complications of femoral arterial access［J］. Cardio Vascular and Interventional Radiology, 2010, 33(3): 457-468.

［32］Pera J, Korosty ń ski M, Krzyszkowski T, et al. Gene expression profiles in human ruptured and unruptured intracranial aneurysms: What is the role of inflammation?［J］. Stroke, 2010, 41: 224-231.

［33］Bogabathina H, Shi R H, Singireddy S, et al. Reduction of vascular complication rates from femoral artery access in contemporary women undergoing cardiac catheterization［J］. Cardiovascular Revascularization Medicine, 2018, 19(6): 27-30.

［34］Mehran R , Rao S V , Bhatt D L ,et al.Standardized bleeding definitions for cardiovascular clinical trials: A consensus report from the Bleeding Academic Research Consortium.［J］. Circulation, 2011, 123(23):2736-2747.

［35］Doyle B J, Rihal C S, Gastineau D A, et al. Bleeding, blood transfusion, and increased mortality after percutaneous coronary intervention［J］. Journal of the American College of Cardiology, 2009, 53(22): 2019-2027.

［36］Resnic F S, Arora N, Matheny M, et al. A cost-minimization analysis of the angio-seal vascular closure device following percutaneous coronary intervention［J］. The American Journal of Cardiology, 2007, 99(6): 766-770.

［37］何桢 . 六西格玛管理［M］. 3 版 . 北京：中国人民大学出版社，2014.